Elektro-Komiko-Graphie

VON

Prof. Dr. F. KAINDL
VORSTAND DER KARDIOLOGISCHEN UNIVERSITÄTSKLINIK WIEN

UND

Doz. Dr. P. KÜHN
OA AN DER KARDIOLOGISCHEN UNIVERSITÄTSKLINIK WIEN

4. AUFLAGE

1983

VERLAG WILHELM MAUDRICH
WIEN – MÜNCHEN – BERN

DRUCK: FERD. BERGER & SÖHNE GESELLSCHAFT M.B.H., 3580 HORN

PRINTED IN AUSTRIA
ISBN 3-85175-3097

INHALTSVERZEICHNIS

Seite

Ein Mensch, der Medizin studiert'
und dann als Facharzt praktiziert,
entdeckt sehr bald schon seine Blößen
und merkt, was alles er vergessen
seit seinen letzten Rigorosen.
Er „schwimmt" bei manchen Diagnosen,
die nicht ins eig'ne Fach gehören;
doch ließ' er gerne sich belehren,
hätt' er nicht Angst, der arme Wicht,
er könnt' verlieren sein Gesicht.

Der Mensch besänftigt sein Gewissen:
Ein jeder muß nicht alles wissen!
So sagt manch' Facharzt für Narkose:
„Was kümmert mich die Diagnose?
Und wenn ich blaue Lippen seh',
dann brauch' ich doch kein EKG!
Der dumme Hieroglyphenstreifen
ist ohnedies kaum zu begreifen!" –
Wer derart unbelehrbar ist,
der bleibt ein „Schmalspur-Internist".

Ein Mensch jedoch, der weiterstrebt
und nicht nur seinem Hobby lebt,
der sucht sein Wissen zu vertiefen
und wagt sich selbst an „Hieroglyphen".
Erscheint's zunächst ihm wie verhext,
es hilft der klare **Kaindl**-Text,
von **Kühn** so treffend illustriert,
daß bald auch er Experte wird. –
(Es lernt oft leicht das dümmste Kind,
wenn sich der richt'ge Lehrer find't!)

Zur Warnung: Wer nicht gerne lacht,
dem ist dies Buch nicht zugedacht.
Er soll es gleich zur Seite legen,
dann braucht er sich nicht aufzuregen.
Doch wer genug Humor besitzt
und diesen manchmal auch benützt,
der wird – wie ich – sich dran erfreu'n
und den Autoren dankbar sein.
Sie haben Wissenschaft entschlackt
und mundgerecht für uns verpackt.

O. MAYRHOFER

VORWORT ZUR 2. AUFLAGE:

Da der Wissensdurst der verschiedenen, aktiv mit der Medizin verbundenen Personengruppen (Studenten, Schwestern und Ärzte) erfreulicherweise konstant zunimmt, war unsere kleine 1. Auflage rasch vergriffen. Einige Nachdrucke füllten zunächst den Bedarf auf, aber nun schien es uns doch wünschenswert, in einer Neuauflage einige Unebenheiten auszugleichen, Beispiele hinzuzufügen und vor allem auf dem Gebiet der Rhythmusstörungen neue Kapitel einzubauen.
Gleichzeitig mit der Neuauflegung haben wir uns auch unter die Fittiche eines neuen Verlages begeben, möchten aber nicht versäumen, dem Institut für Anästhesiologie für die unermüdliche Sorge um die erste Auflage hier zu danken.

Wien, 31. Mai 1974

Prof. Dr. F. KAINDL
Doz. Dr. P. KÜHN

EINLEITUNG

Die klinische und auch die theoretische Elektrokardiographie ist heutzutage in einer Vielzahl ausgezeichneter Lehrbücher in Ergebnis und Problematik zusammengefaßt. Es kann daher keineswegs die Absicht sein, diesen Büchern ein weiteres hinzuzufügen, gleichsam nur um ihre Anzahl zu vergrößern. Anderseits aber ist es bei Ausbildung von Studenten und Fortbildung von Ärzten aufgefallen, daß gerade für umschriebene Kapitel der diagnostischen Medizin recht großes Interesse besteht. Seit von den Autoren versucht wird, die von ihnen regelmäßig abgehaltenen Kurse über klinische Elektrokardiographie verbrämt mit Gedächtnisstützen und einprägsamen Slogans in etwas aufgelockerter Form darzustellen, ist nicht nur das Interesse an diesen Kursen und damit die Hörerzahl sprunghaft angestiegen, sondern auch das Ergebnis ein wesentlich besseres geworden. Ein Ergebnis, das daran zu beurteilen ist, daß die Kursteilnehmer das dargebotene Material sehr rasch auffaßten und für die Prüfung bzw. die tägliche Praxis bestens zu behalten und zu verwenden wußten.

Dies war der Grund dafür, daß an die Verfasser der Wunsch herangetragen wurde, diese Kurse in Form eines kleinen Buches zusammenzufassen und so vielleicht auch einem breiteren Kreise an dieser Materie interessierten Personen zugänglich zu machen.

Bewußt wird nur das praktisch Wichtige herausgegriffen und auf alle Theorie und Problematik verzichtet. Damit aber ist auch nachdrücklich die selbstgesetzte Grenze aufgezeigt. Der Tieferschürfende wird auf die vorhandene einschlägige Literatur verwiesen.

Bevor wir uns aber mit dem EKG näher beschäftigen, sollten wir uns von einigen unwichtigen Details, wie etwa der Tatsache, daß das Herz sich auch kontrahiert, freimachen. Wenngleich dieser Umstand für den Menschen natürlich eine gewisse Bedeutung besitzt, so ist er doch für die Beurteilung des EKG völlig belanglos, ja man kann sogar mit gewissen Tricks auch von einem ganz stillstehenden Herzen ein passables EKG ableiten. Wir sollten uns also immer wieder daran erinnern, daß wir aus dem EKG keine bindenden Hinweise auf die Güte der Kontraktion bzw. auf die Herzleistung erwarten können. So sind auch unsere Schemata und Eselsbrücken nur darauf ausgerichtet, die elektrophysiologischen Grundlagen der Erregungsausbreitung und -rückbildung sowie ihre pathologischen Abweichungen dem Leser näherzubringen. Dies soll aber in einer ganz unkonventionellen, eher primitiven Weise nach Art der Comic Strips erreicht werden, in die sich vielleicht mancher naturwissenschaftlich ausgerichtete Geist erst hineindenken muß. Die Reaktionen werden daher auch zwischen völliger Ablehnung, mitleidigem Lächeln und schallendem Gelächter schwanken, obwohl uns die letztere natürlich die willkommenste ist. Mögen daher alle, die dieses Büchlein in die Hand nehmen, das Bemühen der Autoren wie folgt verstehen:

Langweiliges durch **L**achen zu **l**ernen.

Und nun Ernst beiseite.

F. Kaindl P. Kühn

1. Kapitel:
Wer macht mit?

Diese Frage bezieht sich nicht auf unsere Leser, denn wer bis hierher gelangt ist, zeigt zumindest die Bereitschaft mitzumachen. Wollen wir versuchen, sie zu pflegen und zu nähren!
Da es sich bei dem vorliegenden Werk aber nicht nur um eine wertvolle Bereicherung der medizinischen Literatur, sondern – wie Sie bald merken werden – auch der Weltliteratur handelt, wollen wir Ihnen zunächst vorstellen, welche Individuen der belebten und unbelebten Natur in dieser dramatischen Geschichte „mitmachen".

Eine Holzröhre repräsentiert die Muskelfasern, und zwar sowohl die spezifische Muskulatur des Reizleitungssystems als auch die Arbeitsmuskulatur.

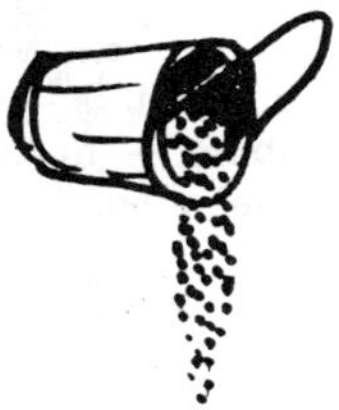

Durch diese Röhren rieselt ein bestimmtes Quantum Sand als Ausdruck der Depolarisation.

An verschiedenen Stellen entlang der Röhren befinden sich Leitern, über die von den Schrittmachermännchen die Kübel voll Sand zum Beginn der Holzröhren hinaufgebracht werden. Durch das Rieseln des Sandes in den Röhren entsteht ein komisches Geräusch (abgekürzt E. K. G.), das von den Elektrodenmännchen gehört und aufgezeichnet wird.

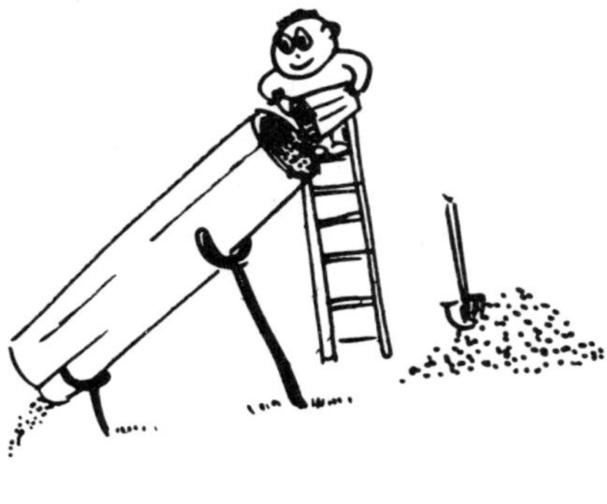

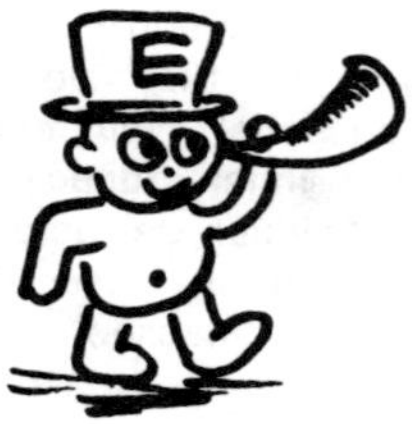

Diese Elektrodenmännchen sind mit beachtlichen Hörrohren ausgestattet und tragen als Zeichen ihrer Würde Zylinderhüte, auf denen ihr jeweiliger Standort angegeben ist.

Wie sehr leicht einzusehen ist, handelt es sich bei der sachgemäßen Verteilung des Sandes in einer Vielzahl von Röhren um kein leichtes Unterfangen. Um so betrüblicher ist es, daß es auch in diesem Unternehmen eine Anzahl von Spitzbuben gibt, die immer wieder versuchen, den klaglosen Ablauf der Dinge zu sabotieren. Man erkennt sie an ihren dunklen Mützen und an ihrem – wie üblich – heimlichen und schleichenden Gehaben.

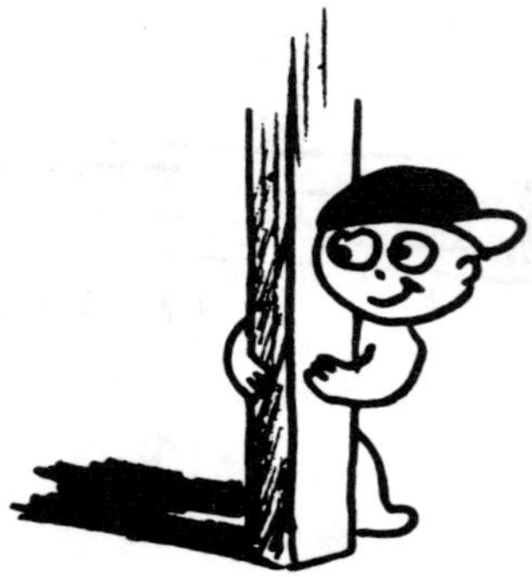

2. Kapitel:
Die Spielregeln.

Den Gesetzen der Schwerkraft folgend, rieselt der Sand in den Holzröhren natürlich bergab. (Welche Offenbarung!) Die Dinge liegen daher relativ einfach, wenn wir nur eine Holzröhre betrachten.

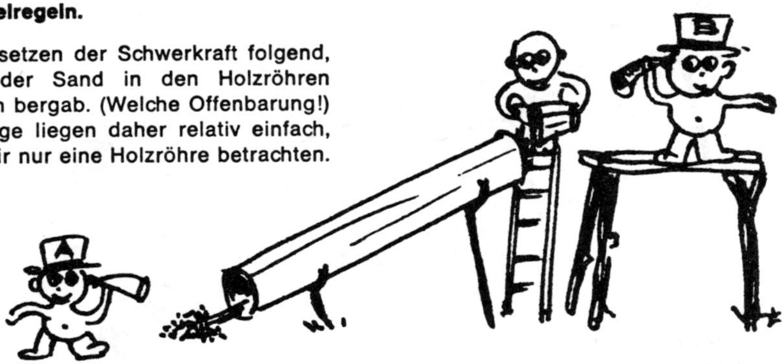

Die Elektrode A hört das Geräusch auf sich zukommen und zeichnet es als positiven Ausschlag auf:

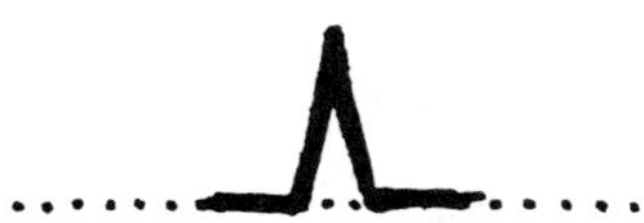

Die Elektrode B dagegen hört, wie sich das Geräusch von ihr entfernt, und zeichnet das als negativen Ausschlag auf:

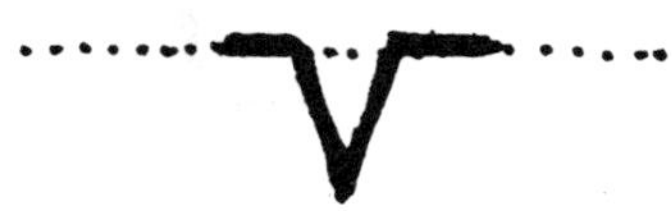

In dickeren Röhren dröhnt es **lauter,** die Elektrode C zeichnet daher einen höheren positiven Ausschlag auf: Hypertrophie.

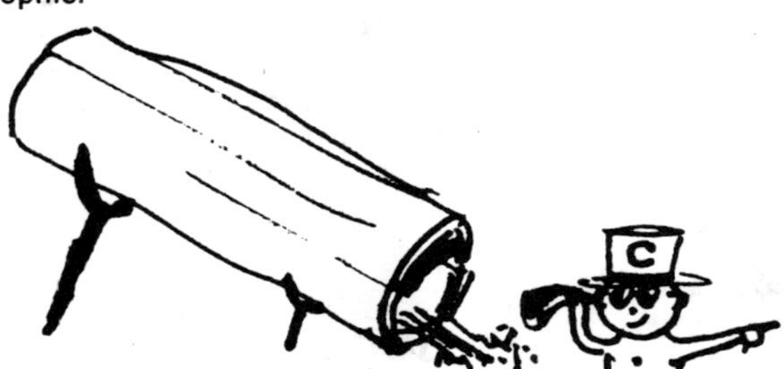

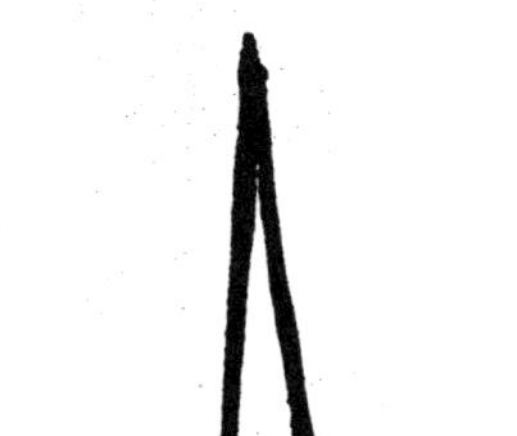

Auf der anderen Seite dauert es **länger,** bis der Sand durch eine längere Röhre hindurchgerutscht ist.

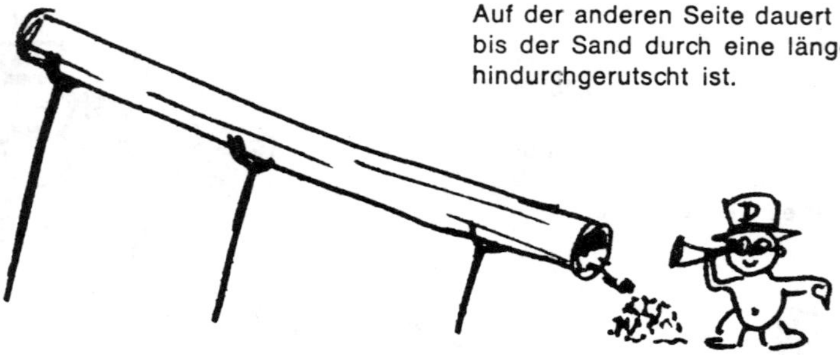

Die Elektrode D hört daher durch längere Zeit ein Geräusch auf sich zukommen und zeichnet es so auf: Dilatation.

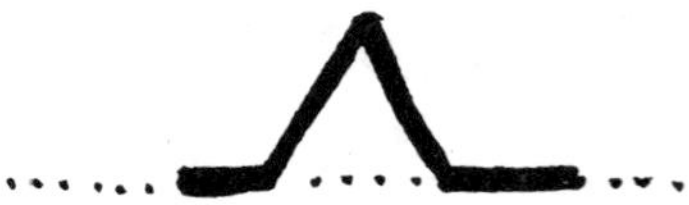

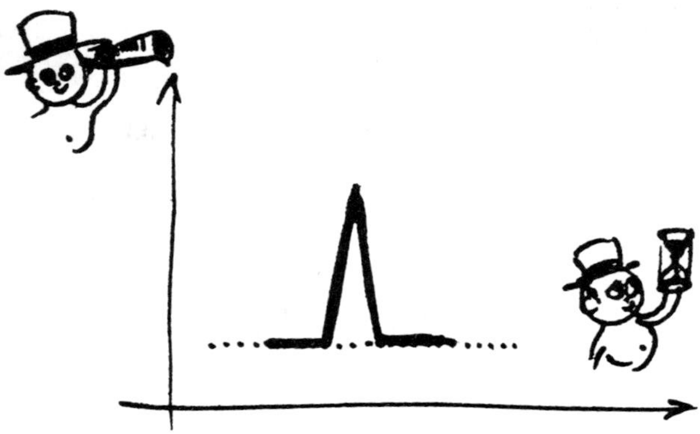

Während im Koordinatensystem der Elektrodenmännchen auf der Abszisse die Zeit und auf der Ordinate die Lautstärke des Geräusches aufgezeichnet ist, zeigt beim tatsächlichen EKG die Abszisse die Zeit in Sekunden und die Ordinate die Spannung in Millivolt an.

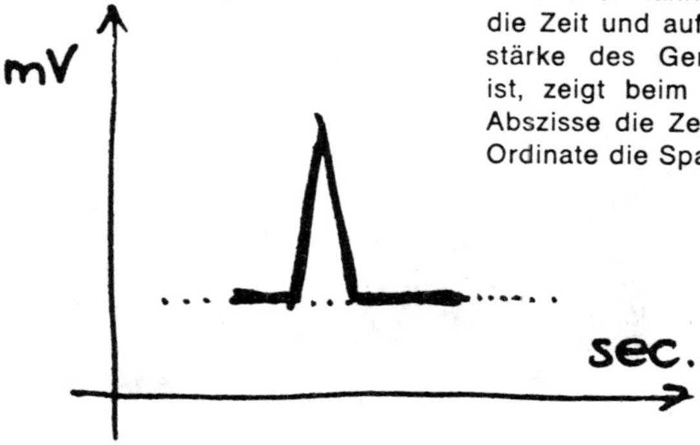

Im intakten „Herzen“ haben wir es aber nicht nur mit einer einzigen Holzröhre zu tun, sondern es laufen viele solche, verschieden dicke in alle Richtungen des Raumes. Wie die Elektroden im tatsächlichen EKG steht die Elektrode E etwas entfernt vom Röhrengewirr des „Herzens“. Sie hört daher Geräusche sowohl auf sich zukommen als auch sich von ihr entfernen. Sie zeichnet demnach keinen einheitlichen positiven oder negativen Ausschlag auf, sondern einen aus positiven und negativen Zacken kombinierten: QRS.

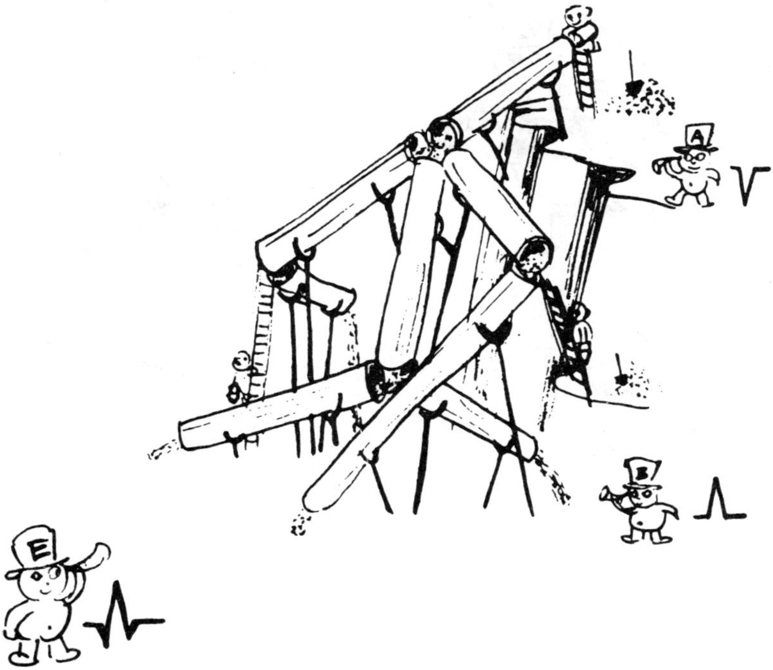

3. Kapitel:
Die Elektrodenfamilie.

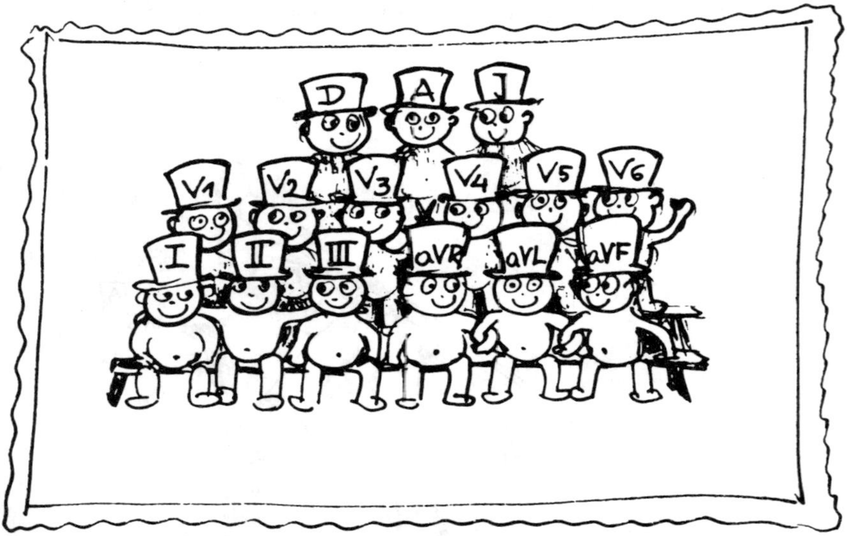

Dieses Bild aus dem Familienalbum zeigt einen Großteil der Familie fröhlich vereint, wie das nur zu ganz besonders festlichen oder wichtigen Anlässen vorkommt. Im täglichen Leben sozusagen hat jedes Männchen seinen festen Platz, gleichsam seinen angestammten Horchposten. Diese Horchposten befinden sich in der Regel außerhalb des Thorax, und zwar z. B. 6 Stück (I, II, III, aVR, aVL, aVF) in der Frontalebene an verschiedenen Stellen, wie es hier dargestellt ist.

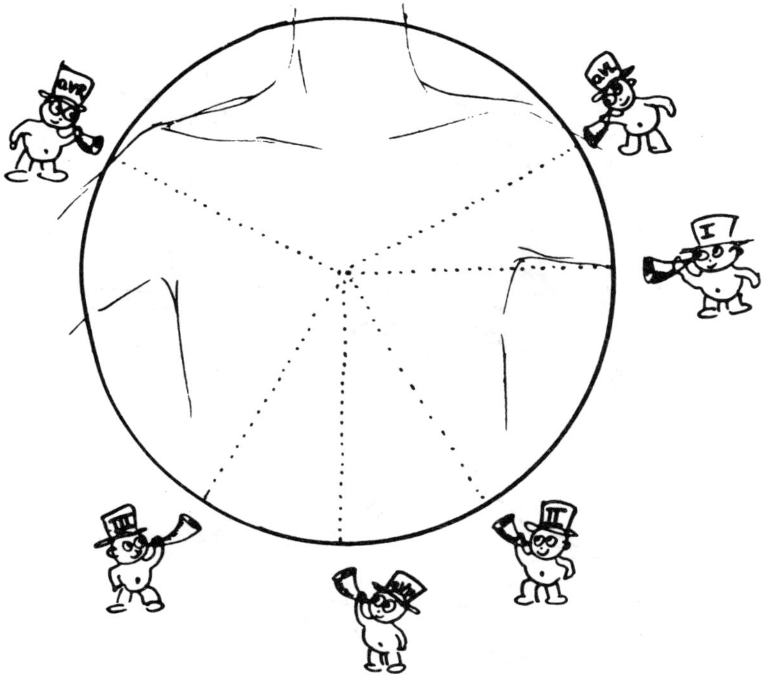

6 weitere haben ihre Hörrohre mehr oder weniger in der Horizontalebene am Thorax direkt angelegt und können, da sie dem Herzen selbst näher sind, oft viel feinere Details erhorchen.

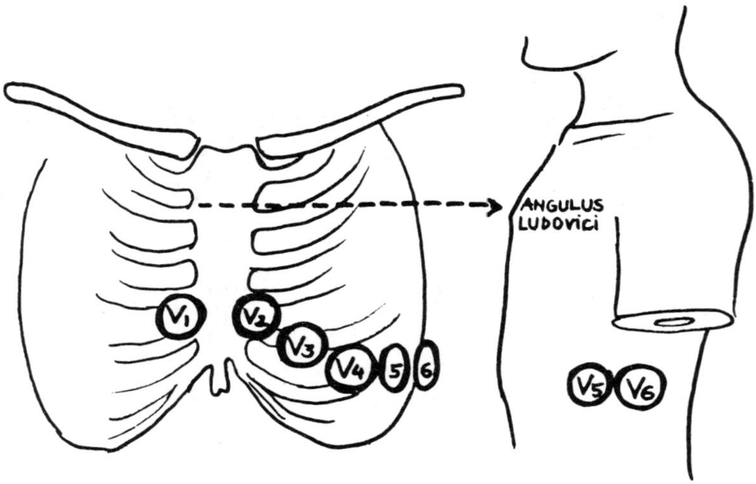

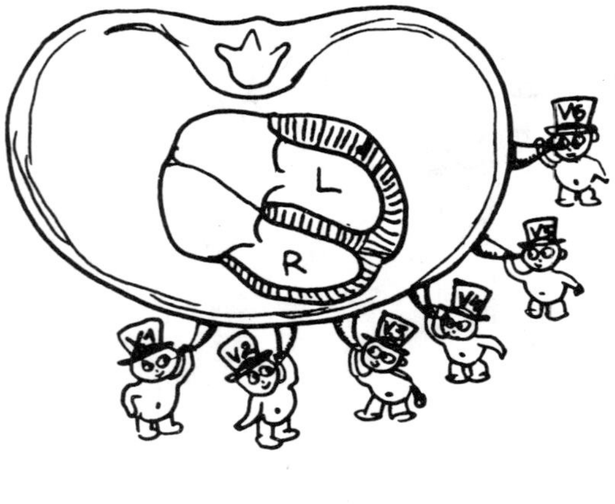

Das nächste Bild aus dem Familienalbum weist deutlich auf das große Zusammengehörigkeitsgefühl innerhalb der Elektrodenfamilie hin. Wenn manchmal aus unerklärlichen Gründen nur die drei Ältesten an die Arbeit geschickt werden und man ihnen die Hilfe der übrigen versagt, dann werden sie sehr traurig.

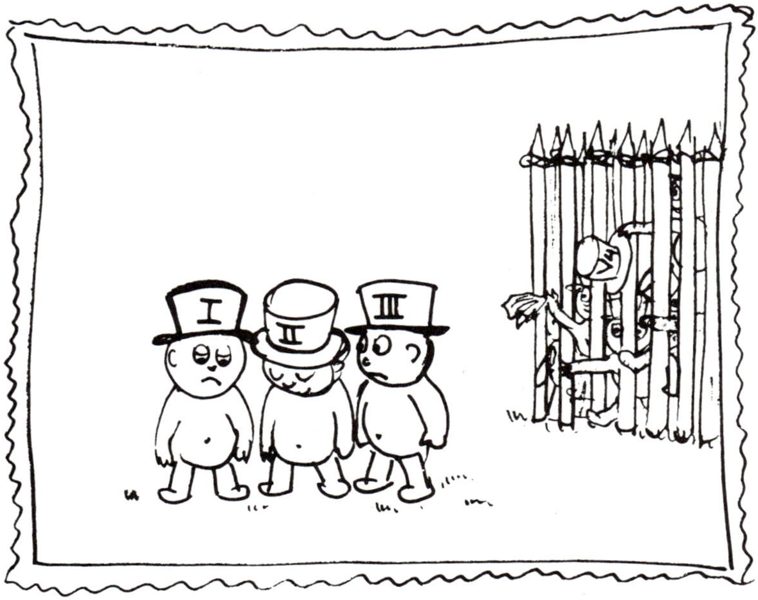

Wie soll ihnen z. B. jemand glauben, daß dieser Patient einen Herzinfarkt durchgemacht hat, wo sie es doch nicht beweisen können (I, II, III). Die anderen, die da nicht mitmachen dürfen, hätten dagegen alle Beweise in der Hand (V1 bis V6: Zustand nach Vorderwandinfarkt).

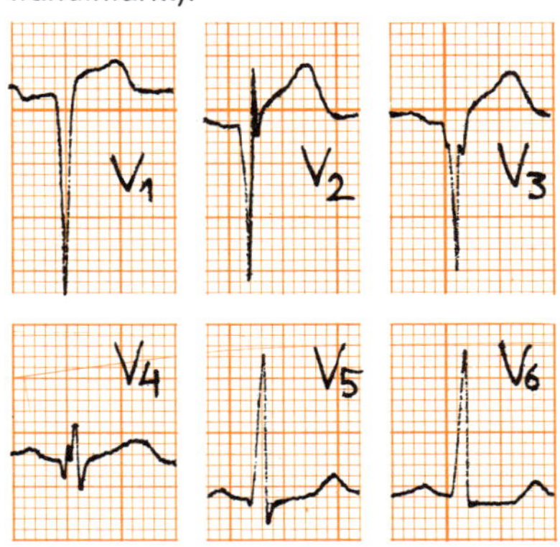

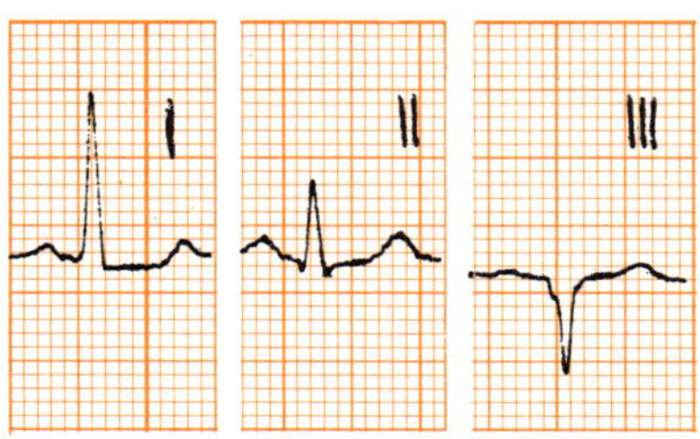

Zustand nach Vorderwandinfarkt, in diesem Fall nur aus den Brustwandableitungen zu diagnostizieren

Für den Routinebetrieb ist es natürlich nicht erforderlich, stets die gesamte Familie auf die Beine zu stellen, sondern die Kombination von I, II und III mit V2, V4 und V6 stellt auch ein sehr leistungsfähiges Team dar, wie das nächste Bild aus dem Album zeigt.

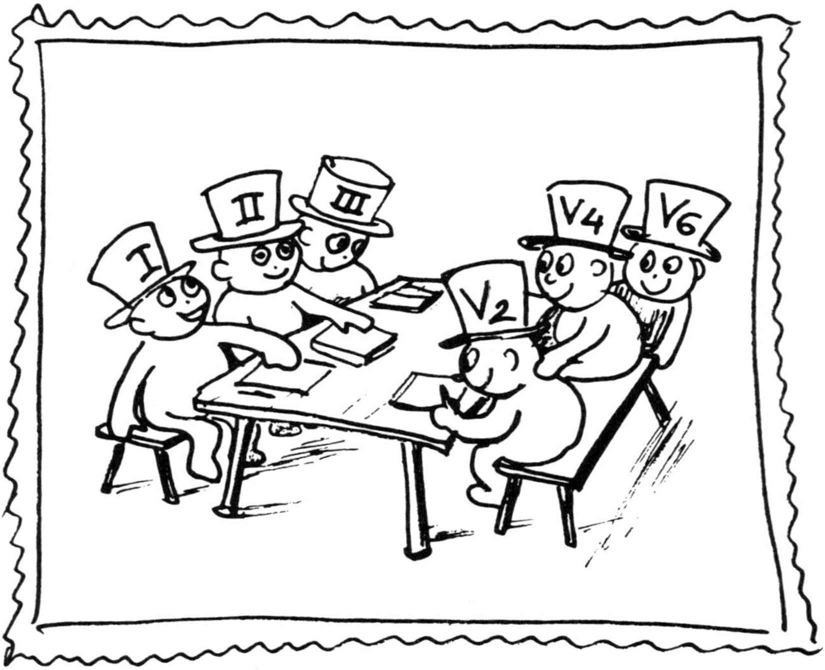

Ist diesen dann etwas nicht klar, können sie immer noch die anderen zu Hilfe rufen, ja manchmal auch die Ableitungen nach Nehb, genannt D (dorsal), A (anterior) und J (inferior). Dabei wird das Kabel für den rechten Arm mit einer Elektrode im 2. Interkostalraum rechts parasternal verbunden, das Kabel für den linken Arm mit einer Elektrode in der mittleren Skapularlinie links in der Höhe von V6 und das Kabel für das linke Bein mit einer Elektrode an der Abnahmestelle von V4. Schaltet man am EKG-Gerät auf Ableitung I, dann registriert man nun Nehb D, bei Stellung Abl. II Nehb A und bei Stellung Abl. III Nehb J. Wir haben diese Ableitungen nur erwähnt, weil sie in unseren Abbildungen auch gelegentlich vorkommen und auch auf dem großen Familienfoto zu sehen sind.

Bluthochdruck

Arelix® RR

Neu von Cassella-Riedel

Vasoaktives Diuretikum zur schonenden Behandlung der Hypertonie

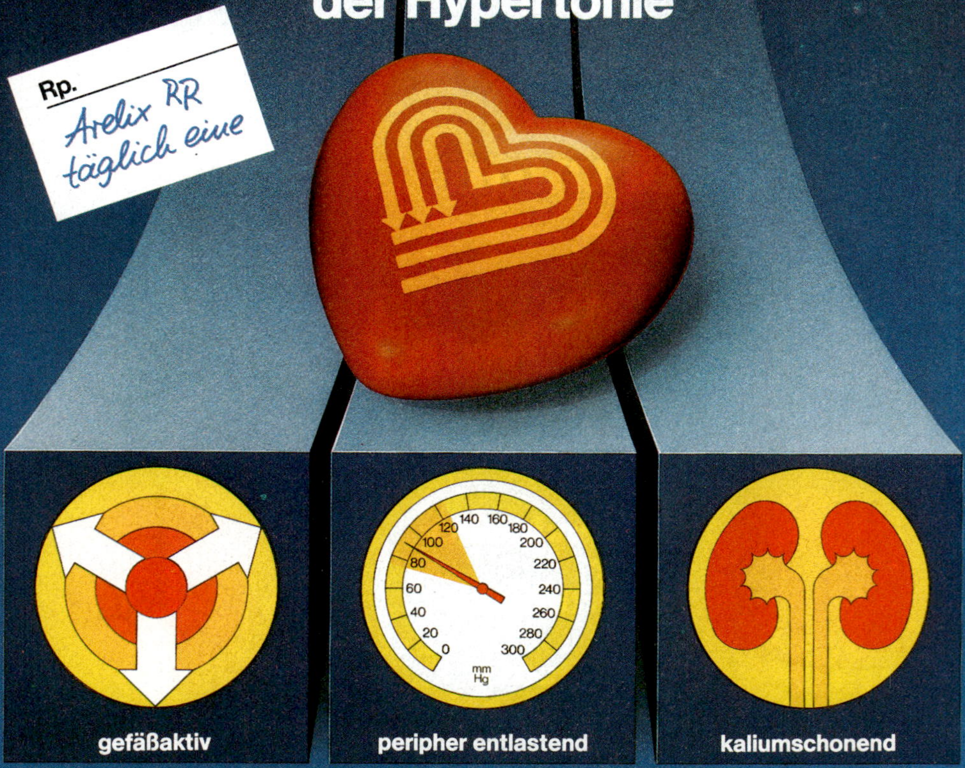

Arelix RR entlastet Herz und Gefäße Ihres Hochdruckpatienten

Zusammensetzung: 1 Retardkapsel enthält 6 mg Piretanid. **Indikationen:** Bei leichter bis mittelschwerer Hypertonie; bei schwerer Hypertonie in Kombination mit anderen nicht diuretisch wirkenden Antihypertonika. Kardiale, renale, hepatogene Ödeme; bei Herzinsuffizienz zur Herzentlastung. **Kontraindikationen:** Schweres Nierenversagen (Anurie), Niereninsuffizienz (Oligo-/Anurie) als Folge von Vergiftungen mit nephro- und hepatotoxischen Stoffen, schwerer Elektrolytmangel und/oder Hypovolämie, hepatisches Koma oder Präkoma. 1. Trimenon der Schwangerschaft sowie Stillzeit; Erfahrungen in den späteren Phasen einer Schwangerschaft liegen noch nicht vor. Kinder sind von der Therapie mit Arelix RR auszuschließen. **Nebenwirkungen:** Gastro-intestinale Beschwerden (Übelkeit, Brechreiz, Durchfall) und allergische Reaktionen sind selten. Nach langdauernder hochdosierter Therapie kann eine Störung des Elektrolyt- und Flüssigkeitshaushaltes auftreten. Bei extremem Flüssigkeitsverlust kann es besonders bei älteren Patienten zu Kreislaufstörungen mit der Möglichkeit einer erhöhten Gerinnungsneigung des Blutes kommen. Bei labilem Elektrolythaushalt, nach ungenügender Kalium-Aufnahme, Erbrechen, Durchfällen, Laxantienabusus können Kaliumverluste auftreten. Ein durch Erkrankungen der Leber, der Nebennierenrinde oder des Magen-Darmtraktes bedingter Kaliummangel kann verstärkt werden. Eine diabetische Stoffwechsellage kann gelegentlich verschlechtert werden. In Einzelfällen können Serumwerte von Kreatinin, Harnstoff, Harnsäure ansteigen. Bei gestörter Blasenentleerung oder Prostatahypertrophie ist Harnverhalten möglich. Arelix RR kann in die Muttermilch übergehen und die Milchsekretion vermindern. **Wechselwirkungen:** Bei Gabe von herzwirksamen Glykosiden ist zu beachten, daß Kaliummangel die Empfindlichkeit des Herzmuskels gegenüber Digitalis erhöht. Die Wirkung blutdrucksenkender Mittel kann verstärkt, die Wirkung harnsäuresenkender sowie blutzuckersenkender Medikamente vermindert werden. Die Wirkung von Arelix RR kann durch Indometacin abgeschwächt werden. Bezüglich anderer medikamentöser Wechselwirkungen siehe wiss. Prospekt. **Handelsformen und Preise:** 20 Retardkapseln (N1) DM 18,90; 50 Retardkapseln (N2) DM 41,15; 100 Retardkapseln (N3) DM 75,90; Krankenhauspackung.

cassella riedel

Cassella-Riedel Pharma GmbH
6000 Frankfurt (Main) 61

4. Kapitel:
Trockenes Intermezzo.

Da wir für einige unverbesserliche, eventuell am tatsächlichen EKG interessierte Leser auch Originalkurven in diesen Rahmen aufgenommen haben, müssen wir nun auch ganz kurz einige trockene Worte zu ihrer Interpretation sagen. Das EKG-Papier ist durch einen Raster unterteilt, dessen Linien jeweils 1 mm voneinander entfernt sind. Dieses Papier läuft in der Regel mit einer konstanten Geschwindigkeit aus den Registriergeräten heraus, die bei allen unseren Originalkurven 25 mm pro Sekunde beträgt.

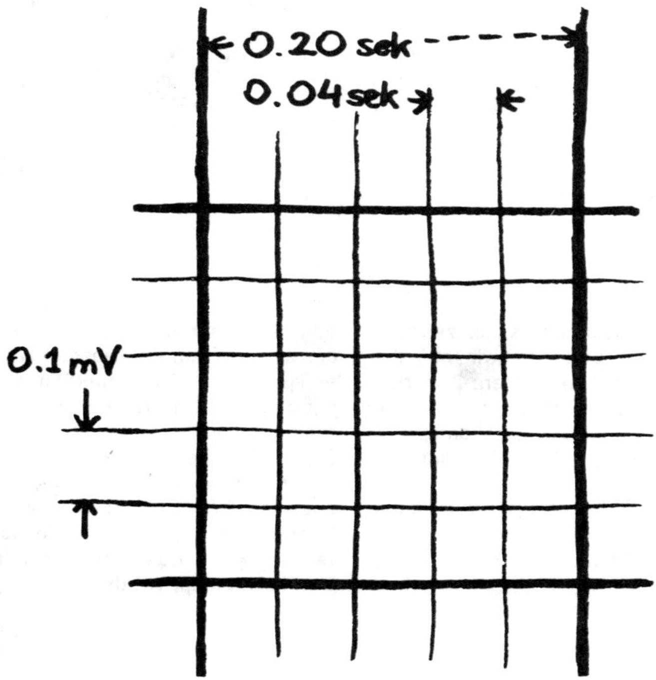

Bei guter Abgleichung der Amplitude (Eichzacke von 1 mV soll 1 cm hoch sein) entspricht dann 1 mm in der Vertikalen 0,1 mV und ein Millimeter in der Horizontalen 0,04 Sekunden. Wir waren von der guten Einstellung unserer Geräte so überzeugt, daß wir nirgends Eichzacken abgebildet haben.

Ein normales EKG wird durch das Rieseln des Sandes in den verschiedenen Röhren hervorgerufen, wie wir es auf diesem Bild sehen.

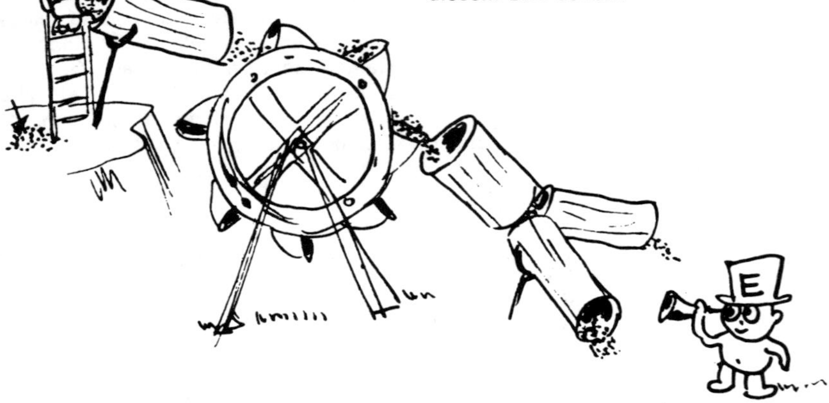

Die Elektrode E unten rechts zeichnet das Kurvenbild auf, das wir auf der nächsten Seite sehen werden: Zunächst rauscht der Sand durch die erste Röhre oben links. Dieses Geräusch entspricht der Erregung der Vorhöfe, der P-Zacke.

Am unteren Ende dieser Röhre befindet sich ein Schaufelrad, das den Sand aufnimmt. Es dreht sich jeweils mit einer bestimmten Geschwindigkeit und bringt den Sand geräuschlos an den Beginn der unteren Röhren. Dieses Schaufelrad entspricht der Bremsfunktion des AV-Knotens. Das ruhige Intervall, während dessen sich der Sand auf dem Schaufelrad befindet, entspricht der isoelektrischen PQ-Strecke. Bald aber erreicht der Sand die unteren Röhren, durch die er in beide Kammern verteilt wird. Das dabei entstehende Geräusch entspricht dem QRS-Kom-

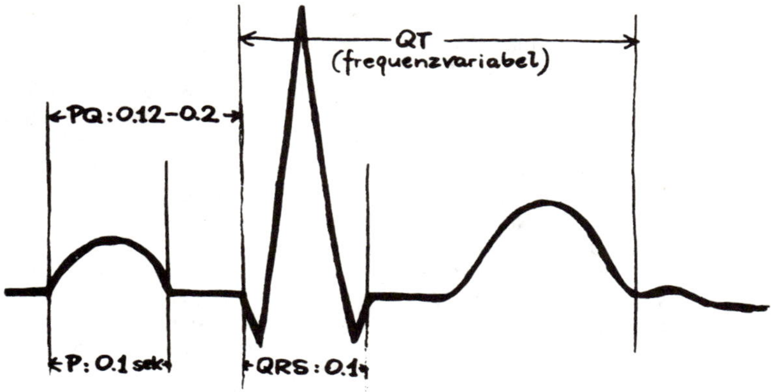

plex. Wenn dann der Sand überall an seinen Bestimmungsort gelangt ist, herrscht einige Zeit wieder Ruhe (ST-Strecke), bis bei den Aufräumungsarbeiten wieder ein mäßiges Geräusch entsteht (T-Zacke).

Und nun wieder einige trockene Fakten: die Dauer der P-Zacke soll 0,1 sek nicht überschreiten, die PQ-Distanz beträgt normalerweise 0,12 bis 0,20 sek. N. B. PQ-Distanz wird vom Beginn des P bis Beginn von QRS gerechnet, während als PQ-Strecke nur die isoelektrische Linie vom Ende des P bis zum Beginn von QRS gilt!) Die Dauer von QRS soll ebenfalls 0,1 sek nicht überschreiten. Die QT-Zeit (vom Beginn von QRS bis Ende von T) ist abhängig von der Herzfrequenz. Sie ist kürzer bei hoher Pulsrate und länger bei langsamem Puls. Man liest die Normalwerte in der Regel von Normtabellen ab, z. B. bei einer Frequenz von 70/min beträgt QT von 0,32 bis 0,40 sek.

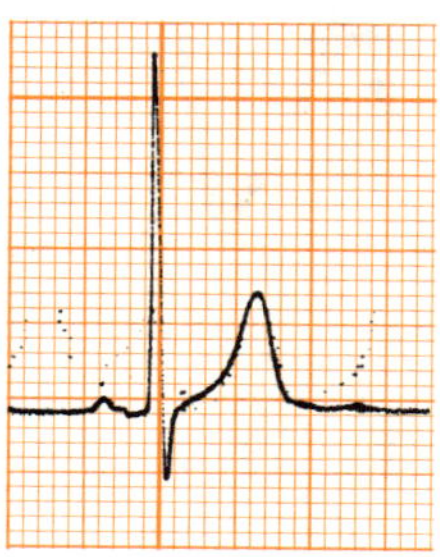

Das nebenstehende Bild zeigt, daß solche Kurven tatsächlich existieren.

Die Messungen hier ergaben:

Dauer von:

P	0,1 sek
PQ	0,14 sek
QRS	0,08 sek
QT	0,38 sek

Amplitude von:

P	0,1 mV
R	2,5 mV
T	0,8 mV

Noch ein Zeitmaß sollten wir vielleicht kennenlernen: es hat viele Namen (massiver N e g a t i v i t ä t s d u r c h - b r u c h, endgültiger Negativitätsdurchbruch, intrinsic deflection, ventricular activation time) und bezeichnet das Intervall vom Beginn des QRS-Komplexes bis zu dem Punkt im Verlauf von QRS, an dem die letzte Negativitätsbewegung beginnt. Dieses Intervall ist normalerweise schon in verschiedenen Ableitungen verschieden. Zur Veranschaulichung sehen wir uns die folgende Geschichte an:
Am Beginn der Kammerkomplexe steht jeweils eine Stange, auf der ein Äffchen klettert. An besagtem Punkt der endgültigen Negativitätsbewegung hängt ein Büschel Bananen. Normalerweise können die Äffchen die Bananen mühelos erreichen. Die Arme der beiden Äffchen sind aber verschieden lang; so reicht der Affe bei V2 nur 0,03 sek, der Affe bei V6 aber 0,06 sek weit. Entfernen sich die Bananen aus irgendwelchen Gründen jeweils weiter von den Stangen als die obigen Werte, dann werden unsere Affen begreiflicherweise traurig oder zornig, wie wir später sehen werden.

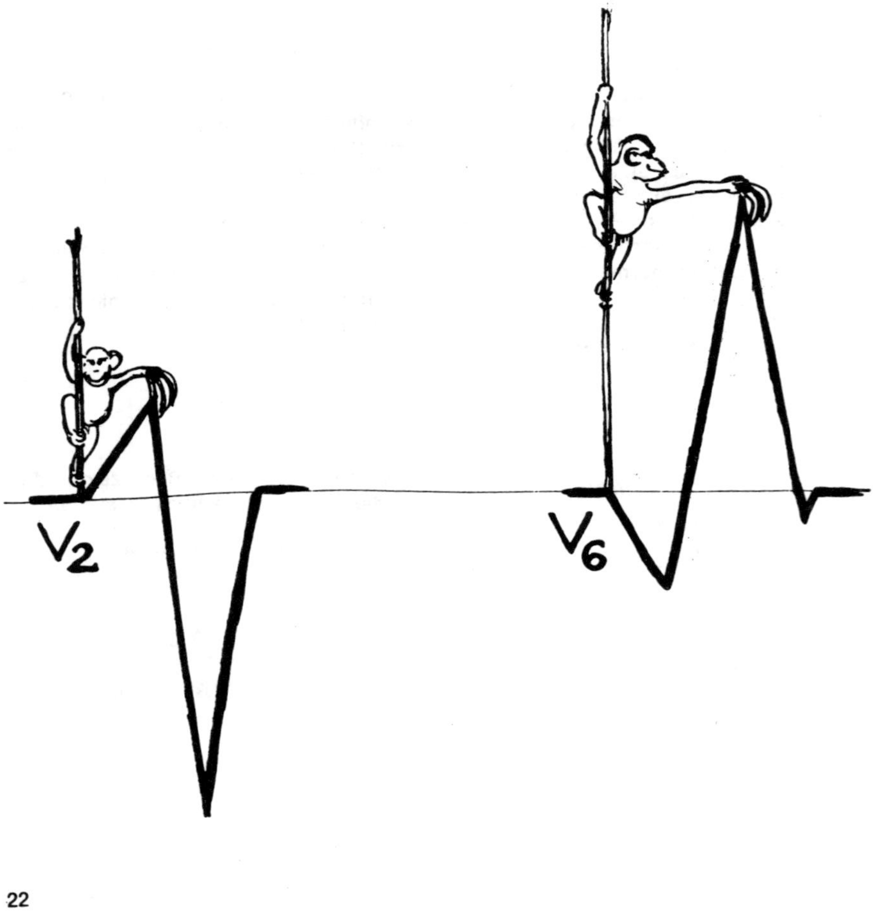

Dieses trockene Kapitel wollen wir nun auch trocken beschließen, und zwar mit einer Regel zur Befundung des EKGs. Nach dieser Regel soll man – zumindest als Anfänger – Punkt für Punkt vorgehen, um nicht etwa wichtige Dinge zu übersehen. Die Punkte, die streng in dieser Reihenfolge beurteilt werden sollten, lauten im einzelnen:

1. Rhythmus
2. Frequenz
3. P-Zacke
4. PQ-Distanz
5. QRS-Komplex
   a) Lagetyp
   b) Rotation
   c) Dauer
   d) Amplitude
   e) formale Abweichungen (wie z. B. Infarkt)
6. ST-Strecke
7. T-Zacke
8. QT-Dauer

Wenn man sich an diese Regel hält und die angeführten Kriterien des EKG jeweils mit den normalen Verhältnissen vergleicht, wird man beim Befunden sehr bald nur noch wenig Fehler machen.
Da die Analyse von Rhythmus und Frequenz dem Anfänger aber die meisten Schwierigkeiten bereiten können, wollen wir gleich am Beginn gegen diese Regel verstoßen und in der Besprechung erst bei Punkt 3 beginnen. Die beiden ersten Punkte holen wir am Ende nach.

5. Kapitel:
Die P-Zacken.

So wie die beiden Vorhöfe im Körper liegen (vertikal schraffiert der rechte und horizontal schraffiert der linke), so finden wir sie auch im EKG. Wir können sie mit zwei Ballons vergleichen, als deren Hüllkurve die P-Zacke erscheint.

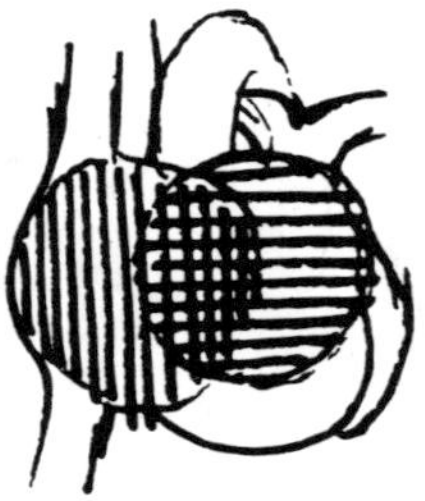

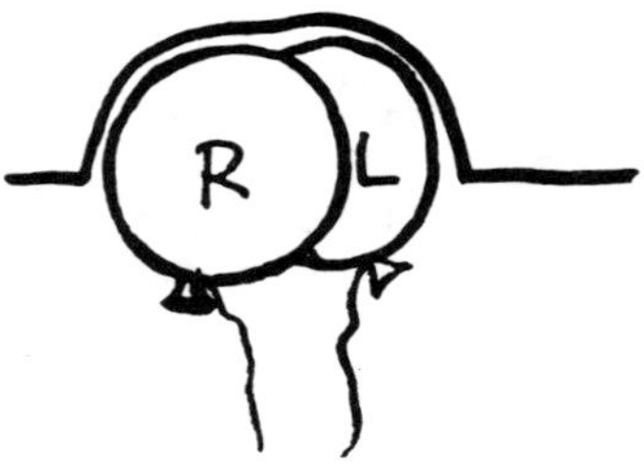

Eine V e r g r ö ß e r u n g des l i n k e n V o r h o f e s führt zu der bekannten Doppelgipfeligkeit, wobei der zweite Gipfel meist höher ist, weil sich der darunterliegende Ballon eben so stark aufgebläht hat.
Diese Doppelgipfeligkeit kommt meistens am besten in Ableitung I und II und V6 zum Ausdruck, während die P-Zacke in V1 und V2 dann einer Sinusschwingung ähnelt, deren zweiter, negativer Teil tief und breit geworden ist. Die Dauer der P-Zacke ist in der Regel über 0,10 sek, meist auch über 0,12 sek.

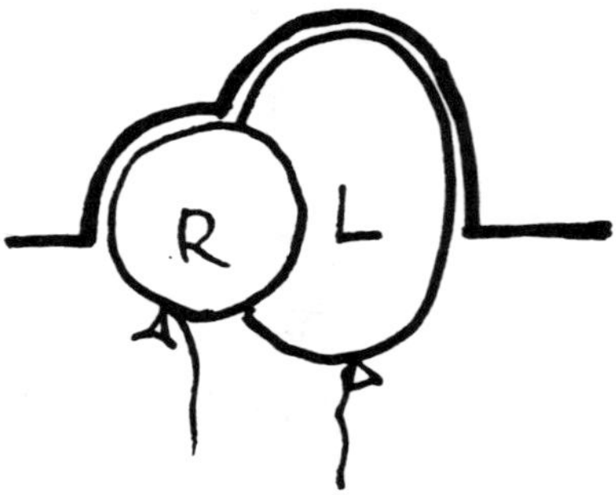

Eine V e r g r ö ß e r u n g des r e c h t e n V o r h o f e s führt meist nur zu einer Überhöhung und Zuspitzung der P-Zacken, weil der rechtsaurikuläre Ballon sich so stark aufbläht, daß der linke dahinter kaum zu sehen ist. Diese Veränderung ist meist am besten in Ableitung II und III zu sehen, muß aber nicht immer so sein. Die Dauer der P-Zacke ist in der Regel nicht verlängert.

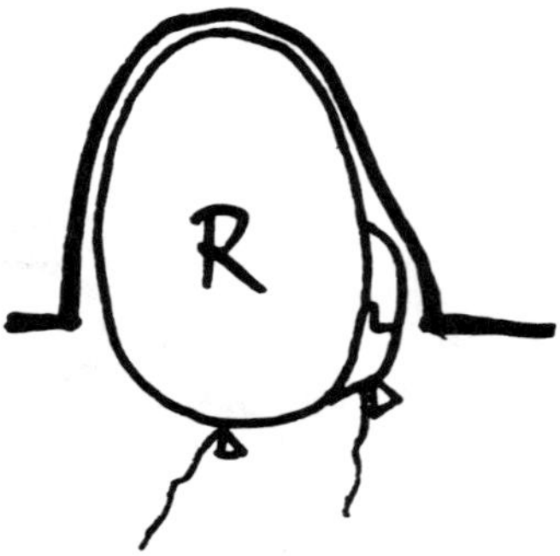

Das Bild rechts zeigt eine Vorhofsüberlastung links: P-Zacken-Dauer auf 0,11–0,12 sek. verbreitert, doppelgipfelige Form, breiter und tiefer negativer Anteil der P-Zacke in V1 (Pfeil) und V2 (vorw. Hypertrophie des linken Vorhofs)

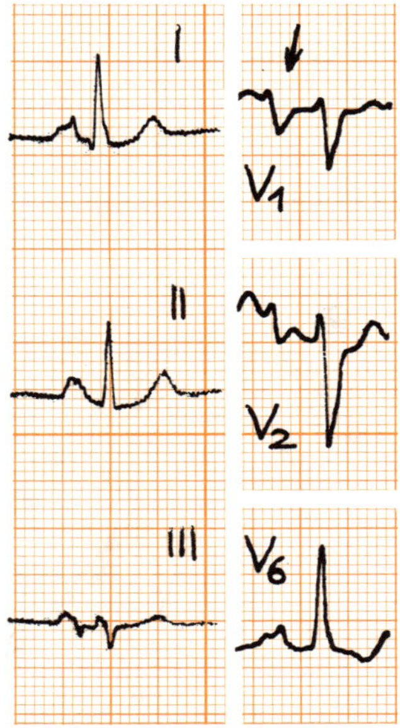

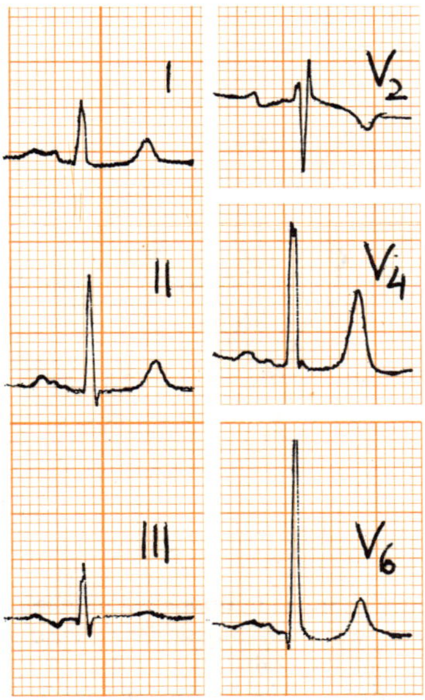

Die Kurve links zeigt ein weiteres Bild einer Vorhofsbelastung links. Hier steht weniger die Hypertrophie als die Dilatation im Vordergrund: P ist auf 0,16 sek. verbreitert und in Abl. I und II doppelgipfelig

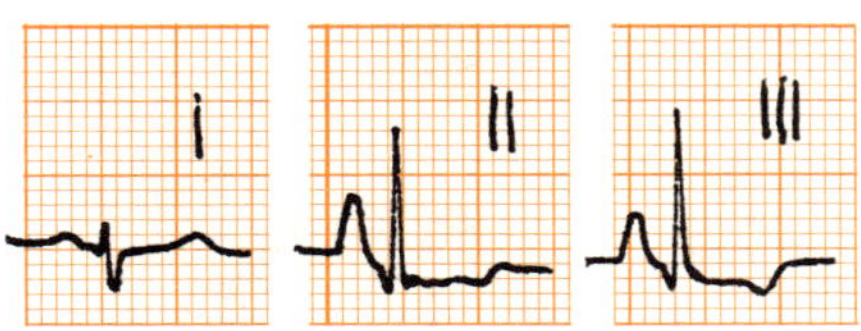

Vorhofsüberlastung rechts: P-Zacken-Dauer mit 0,08 sek. im Rahmen der Norm, Form allerdings zugespitzt in II und III, Amplitude in beiden Ableitungen über 0,25 mV

6. Kapitel:
Die PQ-Distanz ist zu kurz!
(Ein Spitzbubenstreich)

Wenn die Zeit zwischen dem Beginn der P-Zacke und dem Beginn des Kammerkomplexes (normalerweise mindestens 0,12 sek) zu kurz wird, dann haben meistens unsere Spitzbuben die Hände im Spiel.

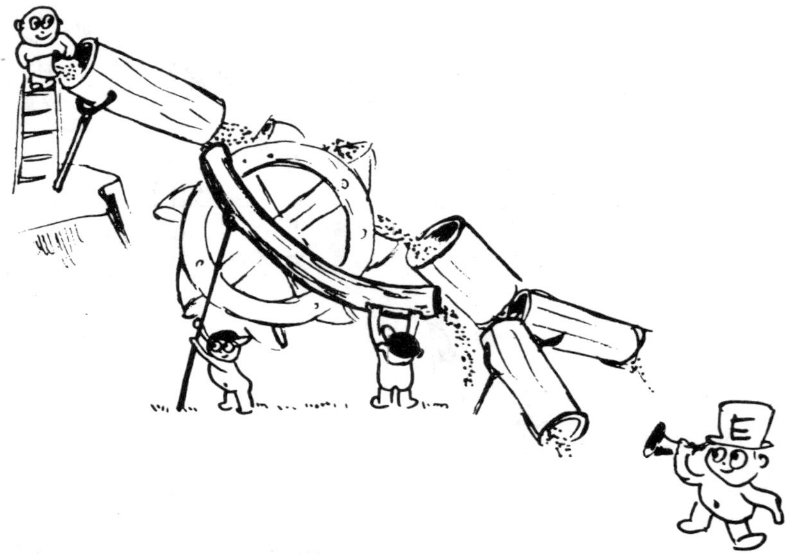

Auf dem Bilde hier sehen wir sie gerade bei ihrer Arbeit. Nur um unser Elektrodenmännchen zu irritieren, halten sie an das Ende der ersten Röhre eine Extraröhre an und leiten dadurch einen Teil des Sandes ab. Demnach herrscht also nicht mehr völlige Ruhe, wenn der Sand über das Schaufelrad läuft, sondern unser Männchen hört auch während dieser Zeit Sand durch die zusätzliche Röhre laufen. Es zeichnet daher auch zwischen der P-Zacke und dem QRS-Komplex eine zusätzliche Welle auf, die sich dort gleichsam dazwischen schiebt. Wir sehen das auf dem Bild der nächsten Seite.

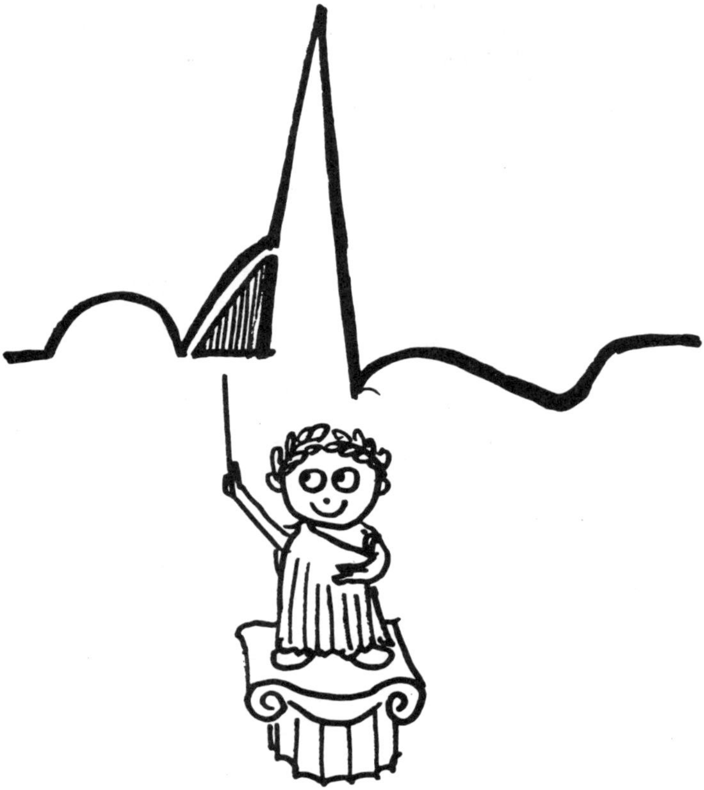

Da diese Extrawelle dem Buchstaben Delta des griechischen Alphabets ähnelt, wurde sie auch Delta-Welle genannt. Um diesen üblen Streich gewissermaßen zu vertuschen, hat die Angelegenheit einen klingenden Namen bekommen: W-P-W-Syndrom nach Wolff, Parkinson und White.

Wir sehen nun einige Beispiele von WPW-Syndrom in natura. Das erste zeigt in den Ableitungen, die dem Sternum anliegen (V1 und V2), hoch positive Ausschläge. Man nennt diese Art den sternal positiven Typ.

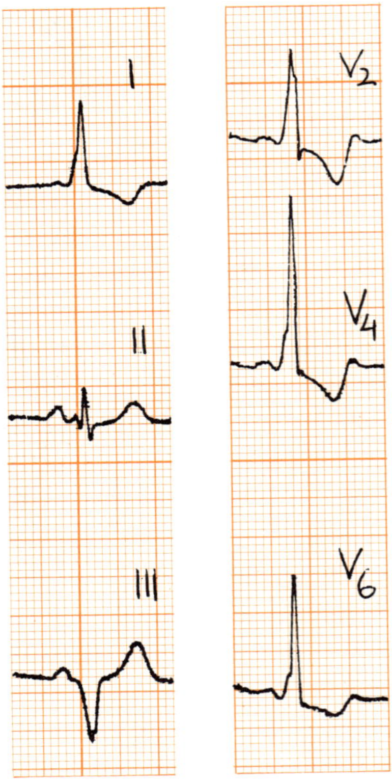

WPW-Syndrom vom sternal positiven Typ

Viel seltener ist dagegen der sternal negative Typ, der auf diesem Bild zu sehen ist. Die Kurven zeigen auch, daß beim WPW-Syndrom meist ST und T ebenfalls abnorm sind.

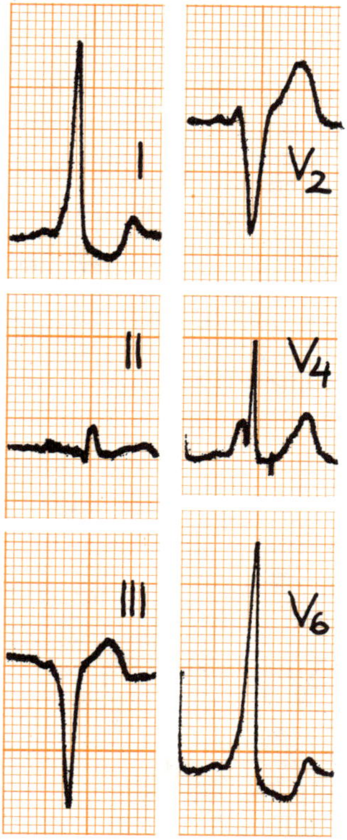

WPW-Syndrom vom sternal negativen Typ

Wenn die Spitzbuben ihre Extraröhre nur für einzelne Schläge in der richtigen Position halten können, dann finden wir die Delta-Welle eben auch nur vereinzelt und nennen das ein intermittierendes WPW-Syndrom.

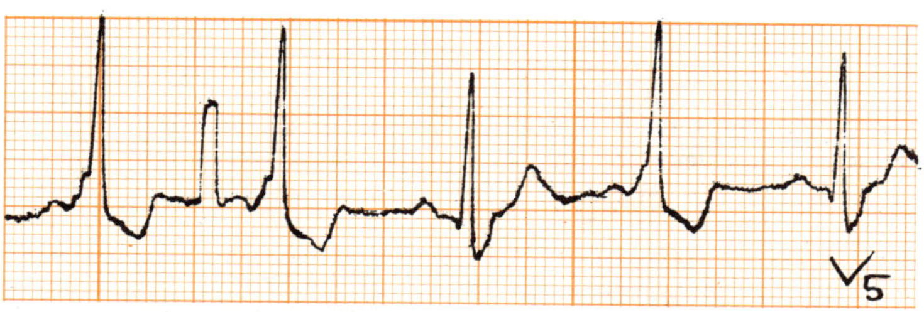

Hier zeigen der 1., 2. und 4. Schlag eine direkt nach dem P aufsteigende Delta-Welle, während der 3. und 5. Schlag ein normales PQ besitzen und keine Delta-Welle aufweisen: intermittierendes WPW-Syndrom. (N. B.: Auch bei den normal übergeleiteten Schlägen ist QRS verbreitert: plumpes S in V5 = Rechtsschenkelblock; siehe S. 42)

7. Kapitel:

Die PQ-Distanz ist zu lang!
(Ein weiterer Spitzbubenstreich)

Wenn zwischen dem Beginn der P-Zacke und dem Beginn des QRS-Komplexes mehr als 0,20 sek vergehen, dann können wir wieder sicher sein, daß es sich dabei um einen neuen Sabotageakt unserer Spitzbuben handelt.

Wie sie das machen? Ganz einfach, wie man auf dem Bilde sieht. Diese beiden Bengel versuchen mit allen Mitteln, die Umlaufgeschwindigkeit des Schaufelrades zu verlangsamen.

Gelingt es ihnen, die Geschwindigkeit des Rades auf ein konstantes Niveau herabzubremsen, dann wird die Ruhepause zwischen dem Rauschen des Sandes in der ersten Röhre (P-Zacke) und dem weiteren Rauschen in den unteren Röhren (QRS-Komplex) einfach konstant verlängert sein.

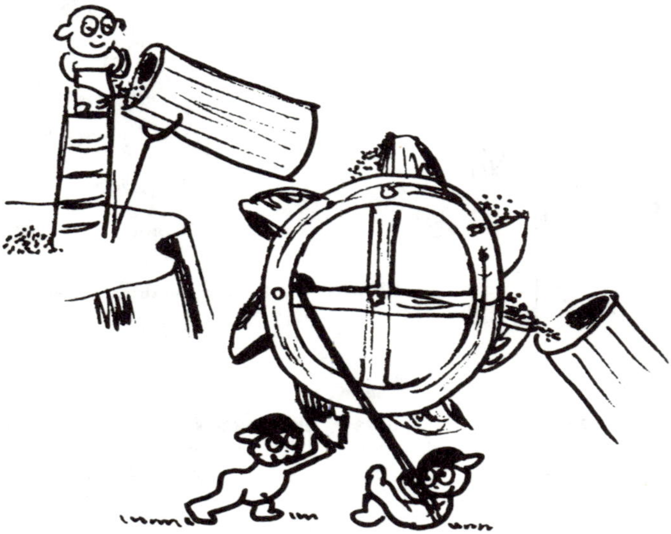

Dieser Zustand heißt **AV-Block ersten Grades** und ist in der nächsten Abbildung im Original zu sehen. Die PQ-Distanz beträgt in diesem Fall 0,38 sek.

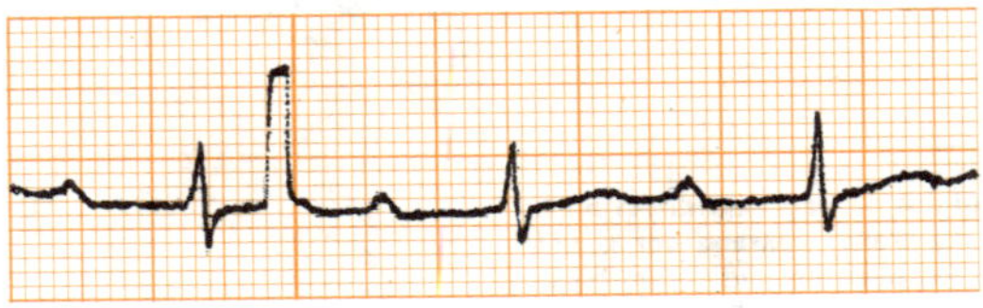

AV-Block ersten Grades

Manchmal kann man ihnen bei diesem Streich richtig zusehen, wie auf der nächsten Abbildung: während am Beginn die Geschwindigkeit des Rades annähernd normal ist (PQ-Distanz beträgt 0,22 sek), gelingt es ihnen während der nächsten Schläge, das Rad immer mehr abzubremsen, ja einmal sogar anzuhalten, bis oben ein neuer Kübel nachkommt. Dann erst kann sich das Rad losreißen und beginnt sich wieder mit normaler Geschwindigkeit zu drehen. Auch dieser Unfug unserer Spitzbuben wurde mit einem berühmten Namen bedacht und heißt seither Wenckebach'sche Periodik.

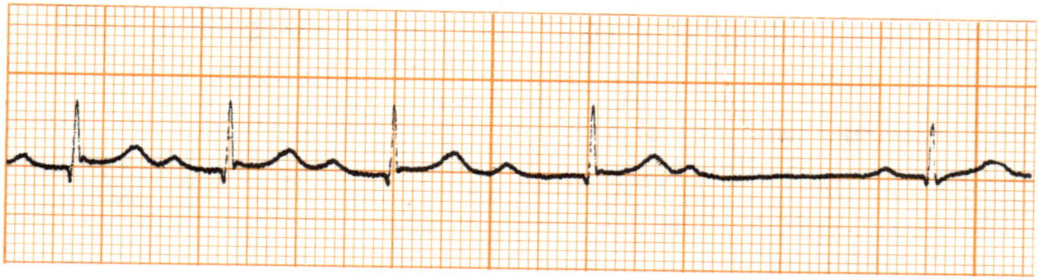

Wenckebach'sche Periodik

Manchmal wieder gelingt es den Spitzbuben, das Rad immer nur vorübergehend anzuhalten, um es gleich wieder mit normaler Geschwindigkeit weiterlaufen zu lassen. Das führt dann dazu, daß zwei oder drei Kübel durch die erste Röhre rauschen (unser Schrittmachermännchen scheffelt ja unbeirrt Kübel um Kübel hinein!), bevor sich das Rad einmal weiterdreht. Das ergibt den 2 : 1 oder 3 : 1 AV-Block.

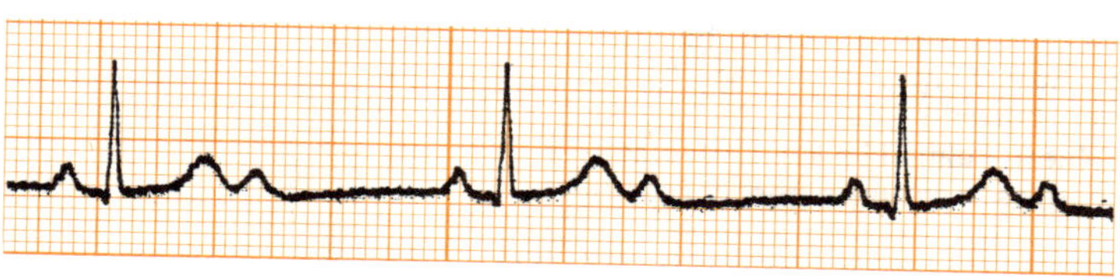

2 : 1-AV-Block (nur jeder zweiten P-Zacke folgt ein Kammerkomplex!)

8. Kapitel:
Der Lagetyp.

Mit dem Lagetyp erfassen wir die Lage der elektrischen Achse des Herzens im Thorax. Sie stimmt bei weitem nicht immer mit der anatomischen Achse überein. Wenn wir in diesem Fall von Achse sprechen, meinen wir den größten Ausschlag in der Frontalebene des Körpers. Und da uns beim Lagetyp eben nur die Frontalebene interessiert, sind für diese Information nur die Elektrodenmännchen I, II, III, aVR, aVL und aVF zuständig, wie wir sie ja auf Seite 15 bereits bei der Arbeit beobachtet haben. Eigentlich genügen für so einfache Aufträge, wie es die Bestimmung des Lagetyps ist, auch die drei ältesten Männchen I, II und III. In diesen drei Ableitungen wollen wir nun jeweils die Ausschläge des Kammerkomplexes beurteilen. Zu diesem Zweck nehmen wir den Streifen, wie er aus dem EKG-Apparat herausläuft, in beide Hände, wie es dieses Bild zeigt.

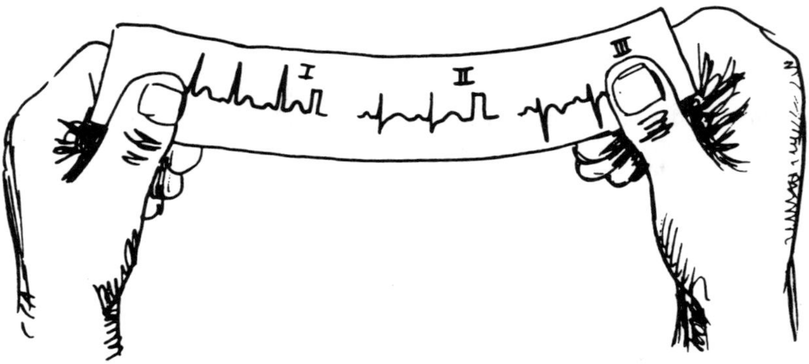

Und nun ein Merksatz: „Der höchste positive Ausschlag gilt." Das heißt, wenn der höchste positive Ausschlag (so wie hier) beim l i n k e n Daumen ist, handelt es sich um einen L i n k s-typ.

Linkstyp

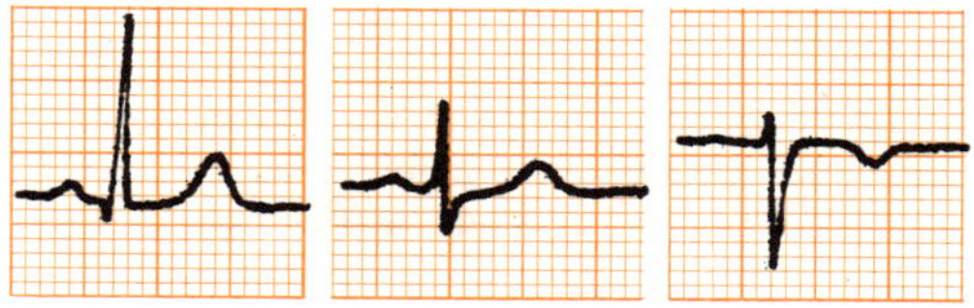

Befindet sich dagegen der höchste positive Ausschlag beim rechten Daumen, dann liegt ein Rechtstyp

Rechtstyp

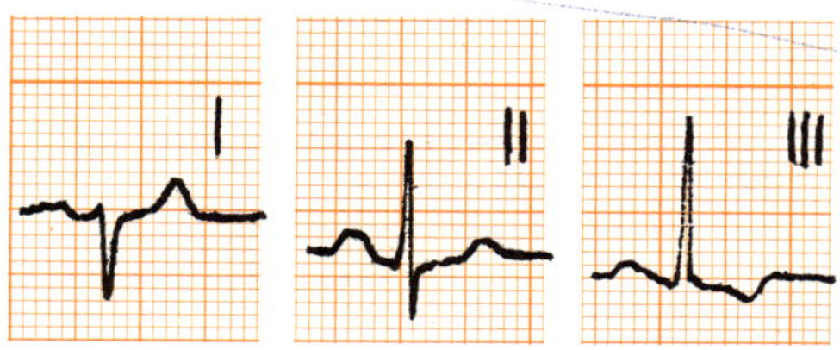

vor. Ist der höchste positive Ausschlag gerade in der Mitte zwischen beiden Daumen, dann besteht ein Mitteltyp (auch Normaltyp genannt).

Normaltyp

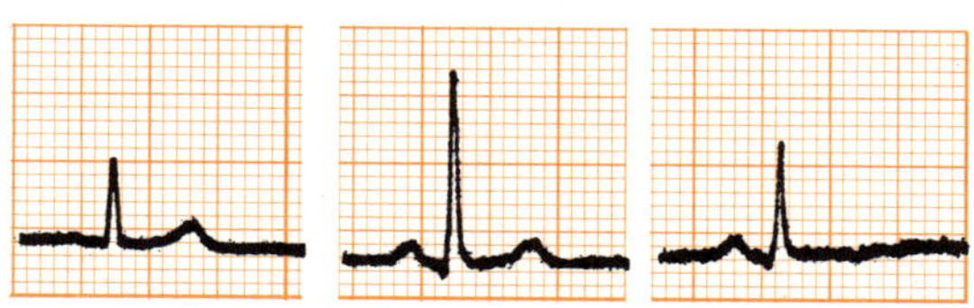

In den nächsten beiden Abbildungen ist der Lagetyp nicht so eindeutig für links oder rechts entschieden.
Wir sehen zuerst einen Fall, wo die beiden links gelegenen Ableitungen annähernd gleich hoch sind: Quertyp.

Quertyp

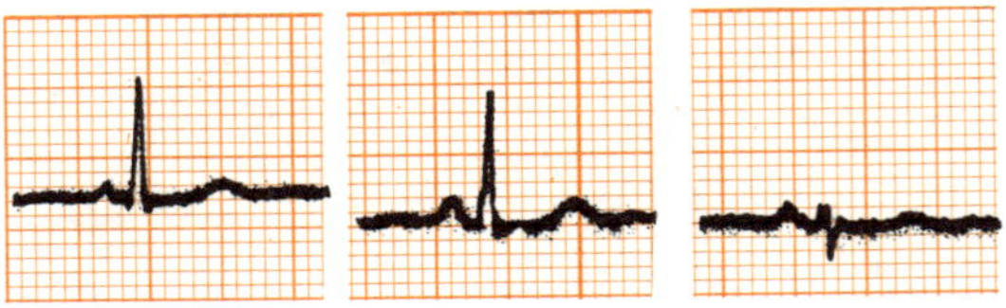

Hier hingegen sind die beiden rechts gelegenen Ableitungen annähernd gleich hoch: Steiltyp.

Steiltyp

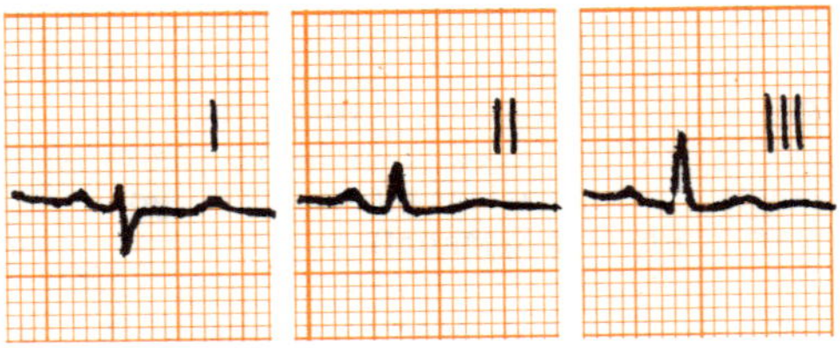

Der Lagetyp ist eine Information, die in keinem EKG-Befund fehlen sollte!

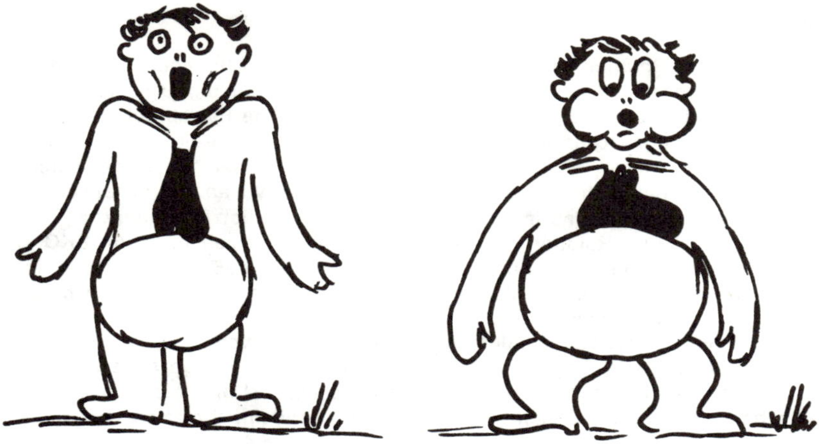

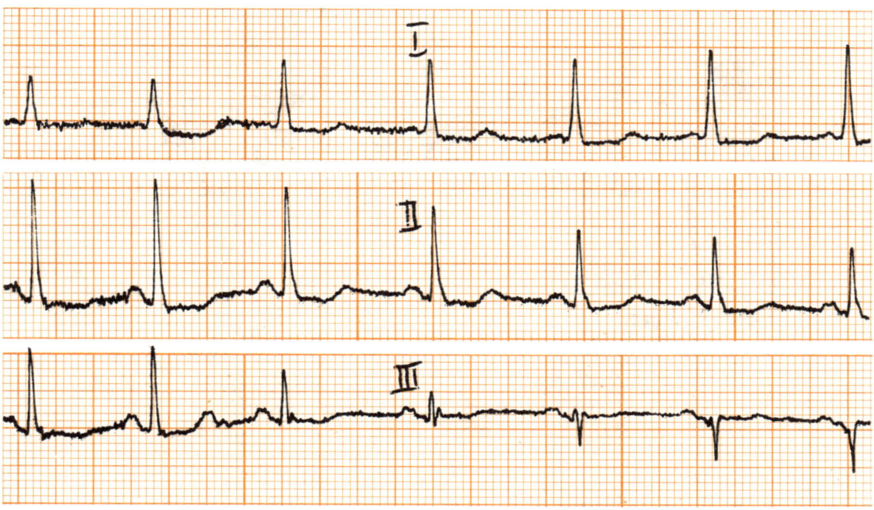

Wie die obige Darstellung zeigt, ist der Lagetyp bei einem Individuum keine konstante Größe, sondern verändert sich oft deutlich, z. B. mit der Atmung. Beim Einatmen (links) steigt das Zwerchfell ab, das Herz „hängt herunter" und präsentiert sich annähernd mit einem Normaltyp (1. und 2. Schlag). Mit dem Aufsteigen des Zwerchfells beim Ausatmen „legt sich das Herz quer" (rechts) und wir finden auch im EKG einen Linkstyp (vorletzter und letzter Schlag).

9. Kapitel:
Rotation.

Auch mit der Rotation erfassen wir Lageveränderungen der elektrischen Ausschläge, die aber diesmal meist sehr eng mit anatomischen Veränderungen verbunden sind.
Das Herz kann natürlich um alle möglichen Achsen rotieren. Uns interessiert aber hier nur die Rotation um die Längsachse des Herzens, die rechts hinten etwa zwischen beiden Vorhöfen eintritt und an der Herzspitze austritt. Wir beurteilen die Rotation, indem wir mit unserer Blickrichtung in dieser Achse liegen und das Herz von der Spitze her ansehen. So können wir eine Rotation im Uhrzeigersinn oder entgegen dem Uhrzeigersinn feststellen.
Hier dazu eine Eselsbrücke:
Der Befunder schreitet wie ein General die Reihe seiner Elektrodenmännchen von V2 bis V6 ab. Normalerweise rekken erst die letzten Männchen in der Reihe ihre Lanzen hoch. Im EKG sieht das so aus, daß die R-Zacken in V2 nur klein sind, aber in V6 am höchsten werden. Sehr wichtig ist dabei, daß in V4 die positiven Ausschläge und die negativen Ausschläge etwa gleich hoch sein sollen. Ist dies nicht der Fall, dann liegt irgendeine Rotation vor.

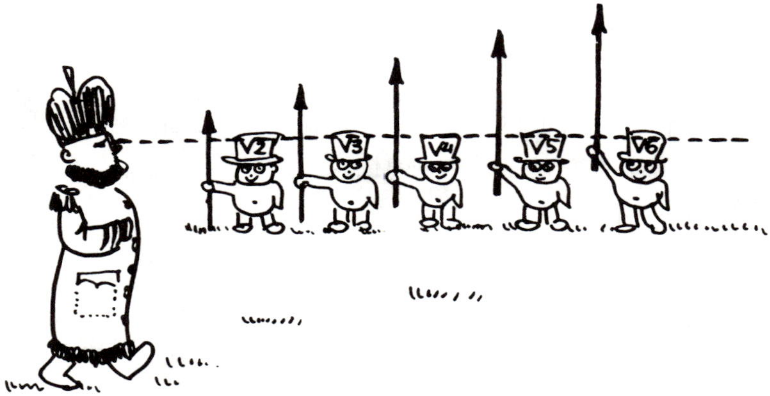

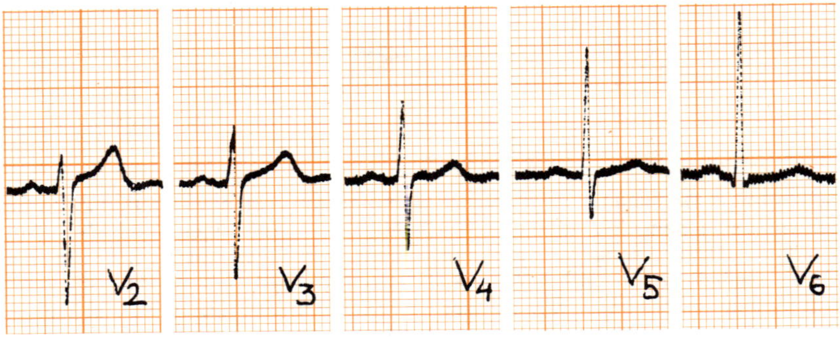

Normales Erscheinungsbild der Brustwandableitungen

Auf dem nächsten Bild strecken bereits die ersten Männchen (V2 und V3) dem General ihre Lanzen entgegen (es kommen uns auch im EKG bereits hier die hohen R-Zacken entgegen): daher handelt es sich um eine Rotation entgegen dem Uhrzeigersinn.

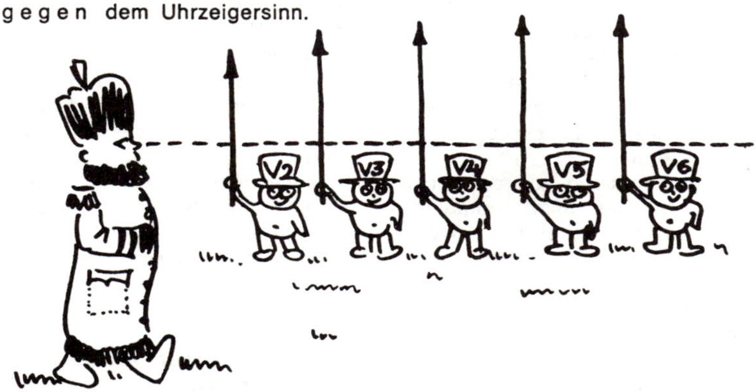

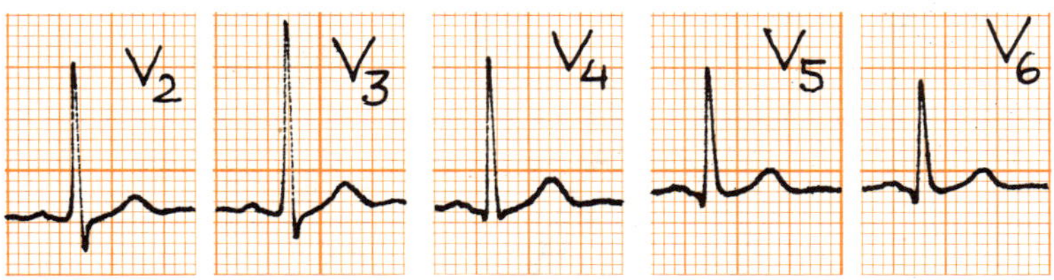

Rotation entgegen dem Uhrzeigersinn

Erkennen wir dagegen bei V4 (R und S sind nicht gleich hoch!), daß eine Rotation vorliegt, und es kommen uns die hohen R-Zacken nicht bereits früher entgegen, sondern wir sehen weiter als gewöhnlich recht kleine R-Zacken, dann liegt eine Rotation im Uhrzeigersinn vor.

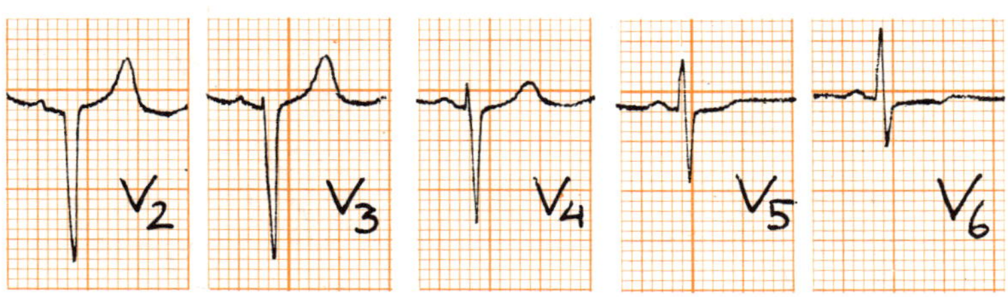

Rotation im Uhrzeigersinn

10. Kapitel:
Sabotage! Einzelne Röhren blockiert!

Das nächste Bild zeigt eine ausgesprochene Unverfrorenheit unserer spitzbübischen Bösewichter. Da nagelt einer doch glatt ein Brett vor die Öffnung einer Röhre! Das würde bedeuten, daß dem armen Männchen V6 nun kein Sand mehr vor die Füße rieseln würde. Da müssen die Männchen also zur Selbsthilfe greifen, und sie bestellen gleich einen Helfer, der ein entsprechendes Quantum Sand von der rechten Röhre nach links hinüberschaufelt. Sie erreichen damit immerhin, daß der Sand überall hinkommt, wo er gebraucht wird. Leider dauert die Verteilung des Sandes bei diesem System wesentlich länger als normalerweise. Dauert der gesamte QRS-Komplex nun länger als 0,12 sek, dann nennen wir diesen üblen Sabotageakt k o m p l e t t e n S c h e n k e l b l o c k.

Sehen wir uns die Situation auf dem Bild einmal genauer an: Hier wird die linke Röhre eben zugenagelt und der Helfer ist schon auf seinem Posten, um dem V6-Männchen seinen Sandbedarf zukommen zu lassen. Dieser Sandbedarf ist bei V6 relativ groß (muskelstarker linker Ventrikel!) und der kleine Helfer muß einige Schaufeln in diese Richtung befördern. Das V6-Männchen hört somit mehrere Schaufeln auf sich zukommen und zeichnet sich auch als einzelne Zacken (Pfeile!) auf. Das V2-Männchen hört dagegen, wie der Sand von ihm weggeschaufelt wird, und zeichnet das als längerdauernde Negativität auf.
So sieht also der komplette Linksschenkelblock aus.

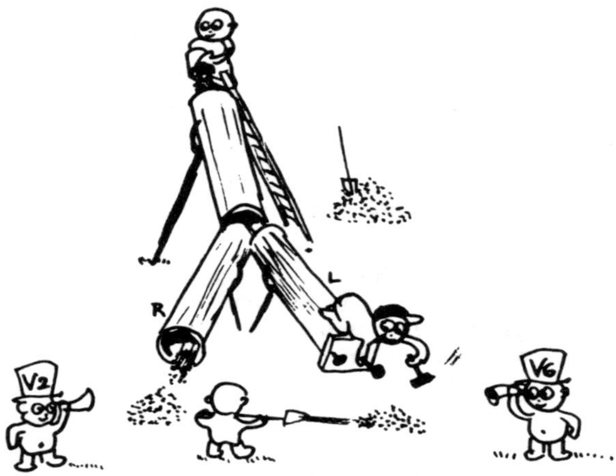

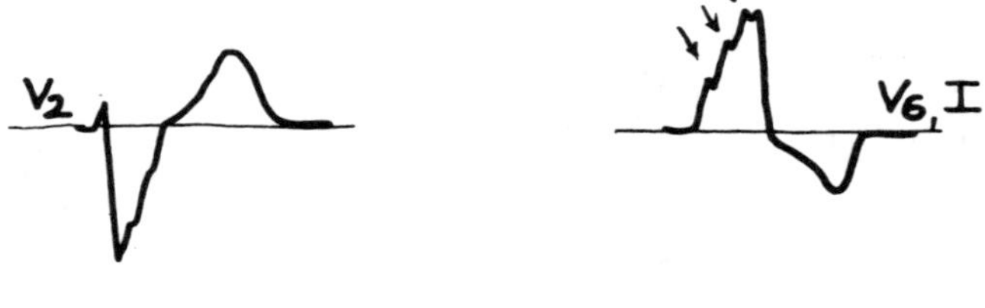

Durch diese typische Form der Kammerkomplexe in V6 kommt es dazu, daß die Bananen viel weiter von der Stange entfernt sind als gewöhnlich. Das betrübt unser Äffchen natürlich sehr, denn sein Arm reicht nur 0,06 sek weit.
(Auf hoch-wissenschaftlich sagt man: Der massive Negativitätsdurchbruch über dem linken Ventrikel erfolgt verspätet.)

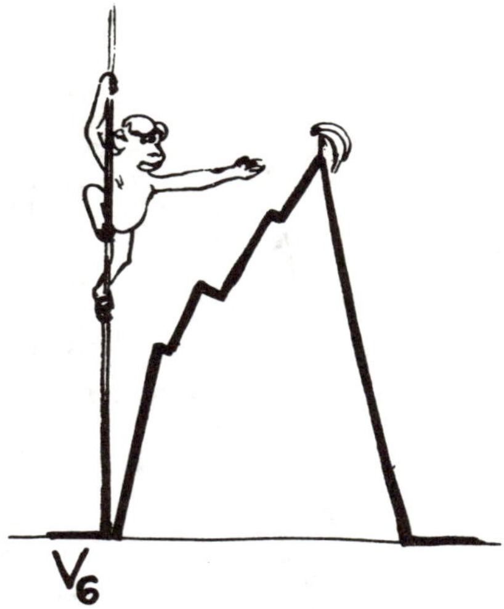

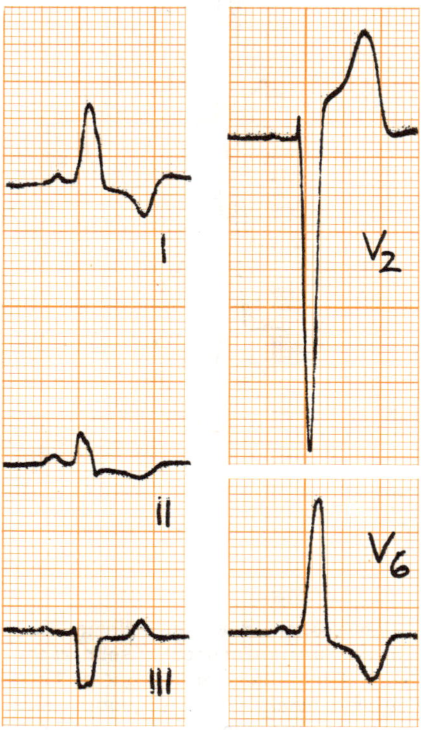

Und hier ein Linksschenkelblock im Original:
Die Diagnose wird gestellt aus:
1. QRS-Dauer über 0,12 sek.
2. endgültiger Negativitätsdurchbruch in V6 später als 0,06 sek nach QRS-Beginn.
3. T in I und V6 oft negativ.

Meist genügt zur Diagnose Ableitung I: Breite plumpe R-Zacke.

Kompletter Linksschenkelblock

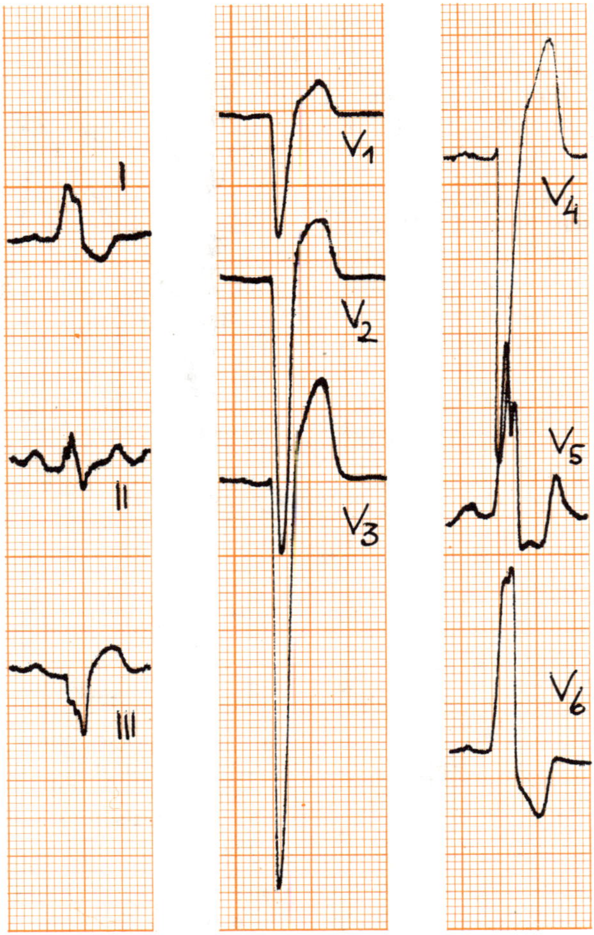

Hier sehen wir noch ein Beispiel eines Linksschenkelblocks. Der einzige Unterschied zu dem auf der vorigen Seite abgebildeten Linksschenkelblock ist die Tatsache, daß wir hier in V2 keine initiale R-Zacke antreffen. Wir werden später sehen, daß diese kleine Zacke in der Infarkt-Diagnostik sehr wichtig sein kann; bei vorliegendem Linksschenkelblock gilt das jedoch nicht. Linksschenkelblock kann mit oder ohne initiales R in V2 vorkommen!

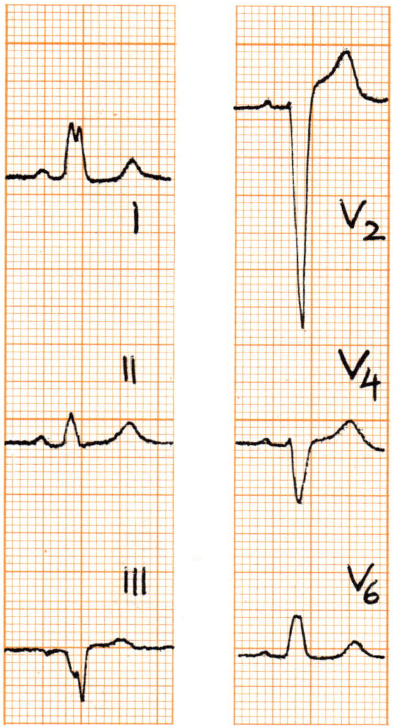

Kompletter Linksschenkelblock

Seltener findet sich die hier gezeigte Form mit positiven T-Zacken in den Ableitungen I und V6.

Am nächsten Bild ist die Situation umgekehrt: Die rechte Röhre wird zugenagelt, und der kleine Helfer muß nun Sand nach rechts hinüberschaufeln. Zum Glück ist der Sandbedarf bei V2 nicht so groß, und es genügen meist eine oder zwei Schaufeln (muskel-

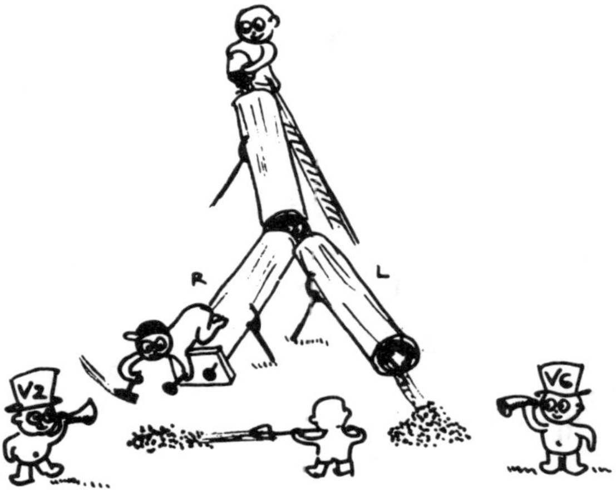

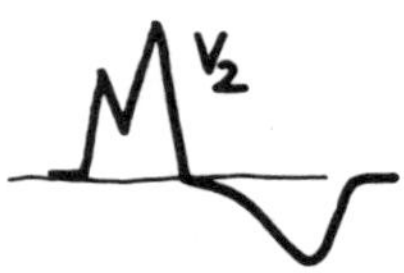

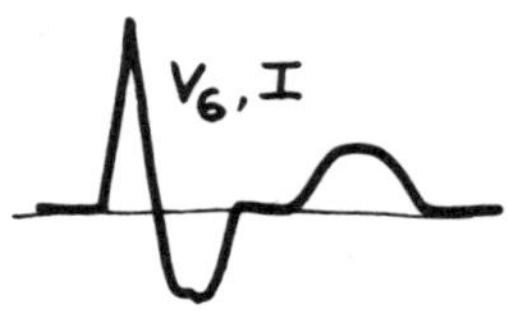

schwächerer rechter Ventrikel!). Wenn man sich die Kurvenform von V2 ansieht, versteht man leicht, daß sich auch hier die Bananen zu weit von unserem Äffchen entfernt haben, um so mehr als das V2-Äffchen mit seinen Armen ja nur 0,03 sek weit reicht.

Die nächste Abbildung zeigt einen kompletten Rechtsschenkelblock im Original. Wieder wird die Diagnose aus drei Kriterien gestellt:

1. QRS-Dauer über 0,12 sek;
2. endgültiger Negativitätsdurchbruch in V2 später als 0,03 sek nach QRS-Beginn;
3. T in V1 und V2 oft negativ.

Auch hier genügt zur Diagnose meist Ableitung I: verbreiterte, verplumpte S-Zacke.

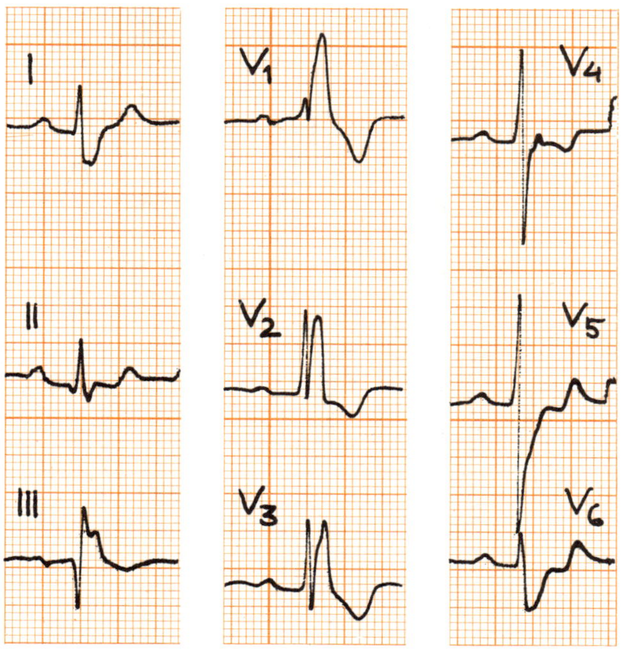

Kompletter Rechtsschenkelblock

Der QRS-Komplex ist in diesem Fall auf 0,16 sek verbreitert und der massive Negativitätsdurchbruch in V1 bis V3 auf 0,14 sek verspätet. Außerdem liegt ein AV-Block ersten Grades vor (PQ-Distanz beträgt 0,24 sek).

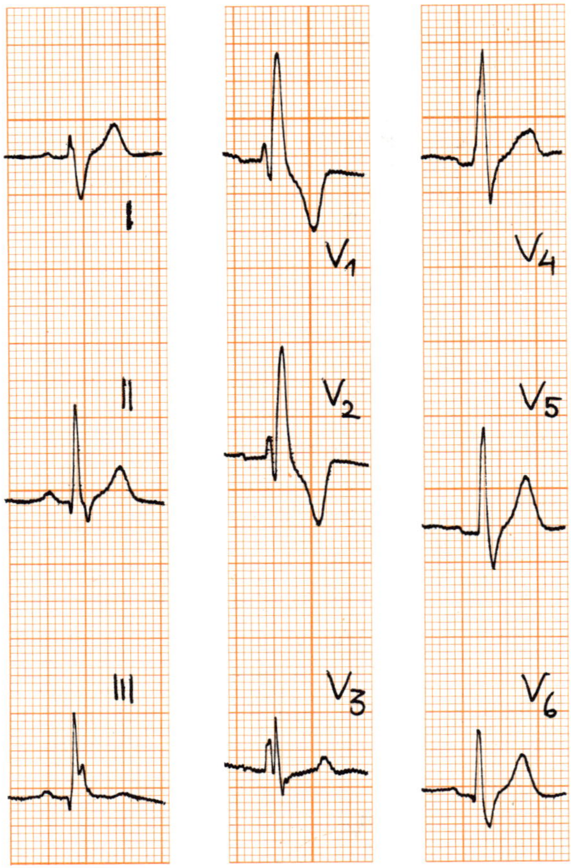

Ein weiteres Beispiel eines kompletten Rechtsschenkelblocks, der hier in den Standardableitungen auch typischerweise einen Rechtstyp aufweist.

Einen Zustand, der in seiner Kurvenform dem Schenkelblock sehr ähnlich ist, aber meist ganz andere Ursachen hat, sehen wir auf dem nächsten Bild. Hier ist keine Röhre richtig blockiert, sondern die rechte Röhre ist lediglich

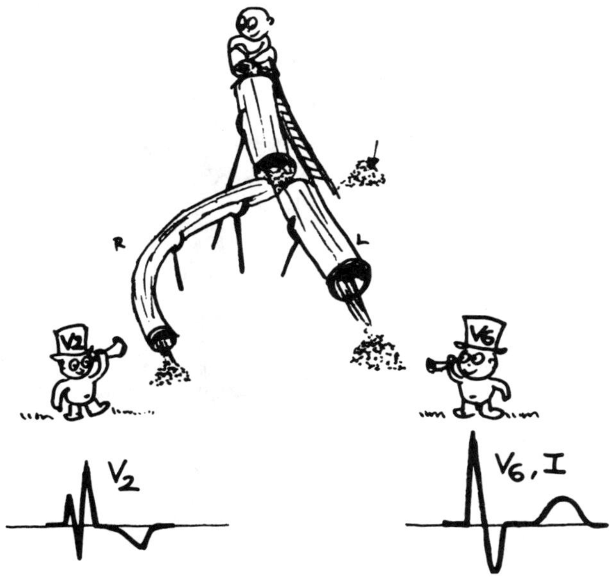

beträchtlich verlängert. Das entspricht dem inkompletten Schenkelblock, der meist durch volumsbedingte Überdehnung und damit Verlängerung der Muskelfasern zustandekommt.

Die Diagnose stellen wir hier aus folgenden Kriterien:

1. QRS-Dauer zwischen 0,10 und 0,12 Sekunden;
2. endgültiger Negativitätsdurchbruch in V1 später als 0,03 sek nach QRS-Beginn.

Das ergibt den **inkompletten Rechtsschenkelblock**, den wir auch einfach **Rechtsverspätung** nennen.

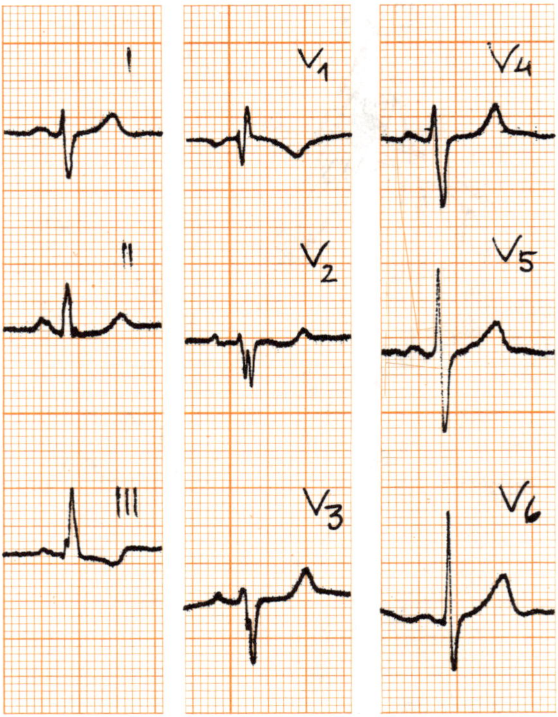

Inkompletter Rechtsschenkelblock

Wenn anderseits

1. QRS-Dauer zwischen 0,10 und 0,12 sek und
2. der endgültige Negativitätsdurchbruch in V6 später als 0,06 sek nach QRS-Beginn erfolgt,

ergibt das die Diagnose des inkompletten Linksschenkelblocks bzw. der Linksverspätung. Dieser ist allerdings seltener als der inkomplette Rechtsschenkelblock.

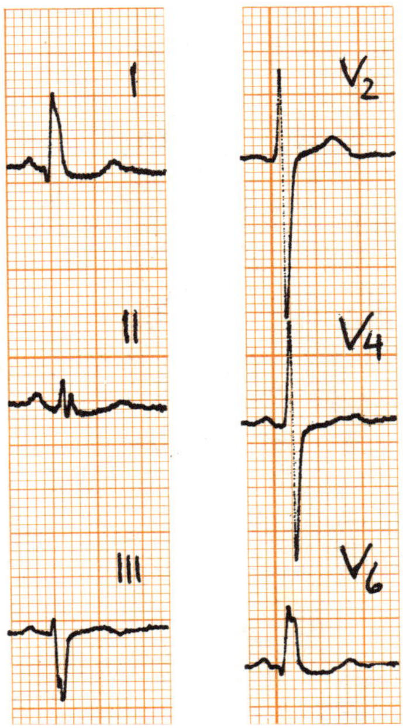

Inkompletter Linksschenkelblock

Forschungen auf dem Gebiet der Rohrleitungen haben ergeben, daß zwischen dem Schaufelrad und der endgültigen „Sandverwertung" eigentlich drei größere Röhren existieren:

eine rechts,
eine links vorne und
eine links hinten.

Haben Saboteure z. B. zwei dieser drei Röhren zugenagelt, so spricht man von einem bifaszikulären Block.

Die Blockierung der linken vorderen Röhre zeichnet sich durch einen überdrehten Linkstyp von QRS aus und wird linker vorderer Hemiblock genannt.

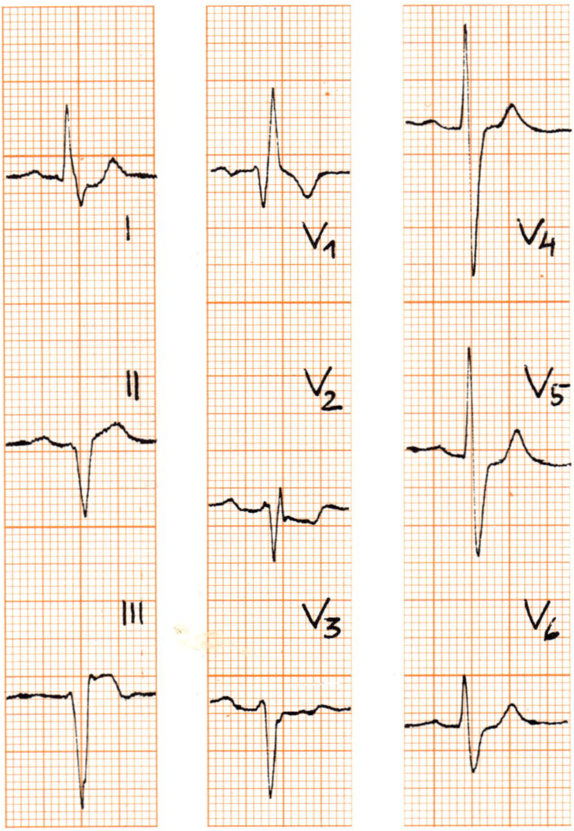

Die Abbildung zeigt einen bifaszikulären Block: kompletter Rechtsschenkelblock und linker vorderer Hemiblock.

11. Kapitel:

Von niederen und hohen Zacken.

Ein sehr wichtiger Parameter bei der Beurteilung des Kammerkomplexes ist die Höhe seiner Ausschläge. Als man nur die Standardableitungen kannte (I, II, III), hat man diesbezüglich ganz einfache Kriterien aufgestellt:
Ausschläge unter 0,5 mV
= N i e d e r v o l t a g e
Ausschläge über 1,5 mV
= H y p e r t r o p h i e.
Was die Niederspannung betrifft, sind die Kriterien noch immer gültig: kleine Ausschläge, die in keiner Ableitung 0,5 mV erreichen, werden unter dem Begriff der N i e d e r v o l t a g e zusammengefaßt. Die Ursachen können entweder im Myokard selbst liegen, das infolge von Erkrankungen keine hohen Ausschläge zu bilden imstande ist, oder außerhalb des Herzens, wenn durch Isolation oder Kurzschlüsse die Potentiale nur verkleinert an die Elektroden weitergeleitet werden (Perikarderguß, Emphysem, periphere Oedeme!).

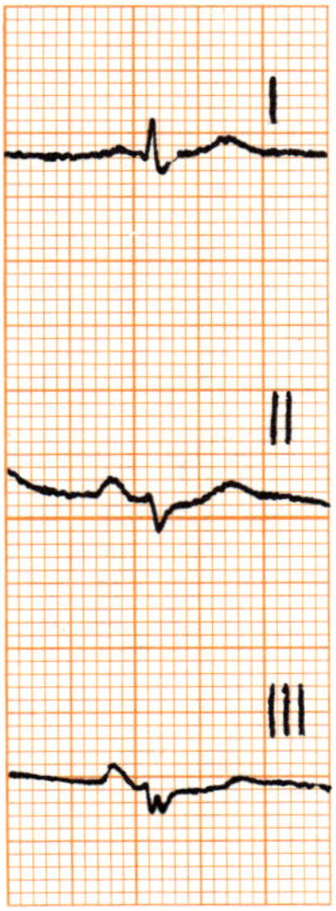

Niedervoltage. In keiner Ableitung erreichen die Ausschläge eine Amplitude von 0,5 mV

Sind die Ausschläge des QRS-Komplexes dagegen erhöht, dann handelt es sich wohl um eine Hypertrophie von Kammermuskulatur.
Wollen wir die Kammerhypertrophien und ihren Ausdruck im EKG verstehen, müssen wir zunächst mit den normalen Verhältnissen vertraut sein, wie sie uns das nächste Bild darstellt.

Wir erinnern uns aus dem Kapitel über die Spielregeln, daß das Dröhnen des Sandes in den dicken Rohren die Ursache für die höheren Ausschläge im EKG ist. Wie wir nun hier sehen, ist das Rohr für die linke Seite bereits normalerweise wesentlich dicker als das für die rechte Seite. Die Männchen bei V1 oder V2 hören daher vorwiegend den

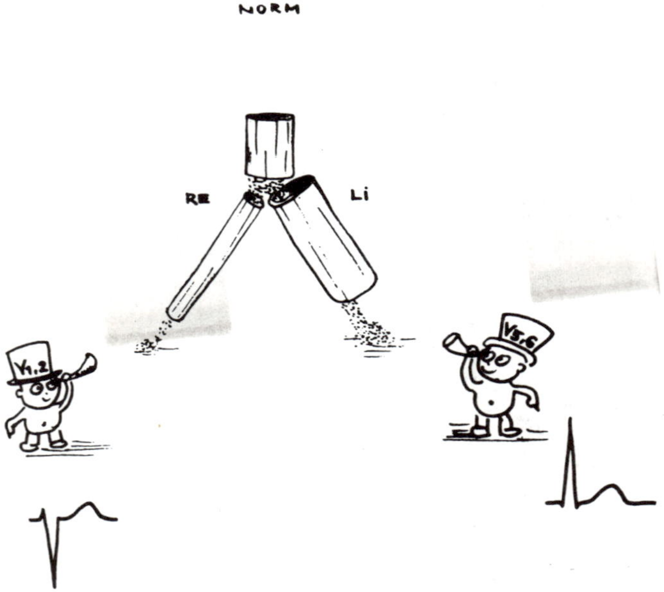

Sand im dicken Rohr auf der Gegenseite von sich wegrauschen und schreiben überwiegend negative Ausschläge auf. Die Männchen bei V5 und V6 hören den Sand im dicken Rohr direkt auf sich zukommen und zeichnen daher überwiegend positive Ausschläge auf. Aber das ist uns ja alles bereits vom normalen Erscheinungsbild der Brustwandableitungen bekannt.

Nehmen wir nun an, daß das linke Rohr noch dicker wird (Linksventrikelhypertrophie), wie es das nächste Bild zeigt. In dieser Situation werden die normalen Verhältnisse (des Linksüberwiegens) lediglich übersteigert. Die S-Zacken bei V2 werden noch tiefer und die R-Zacken bei V6 werden noch höher.

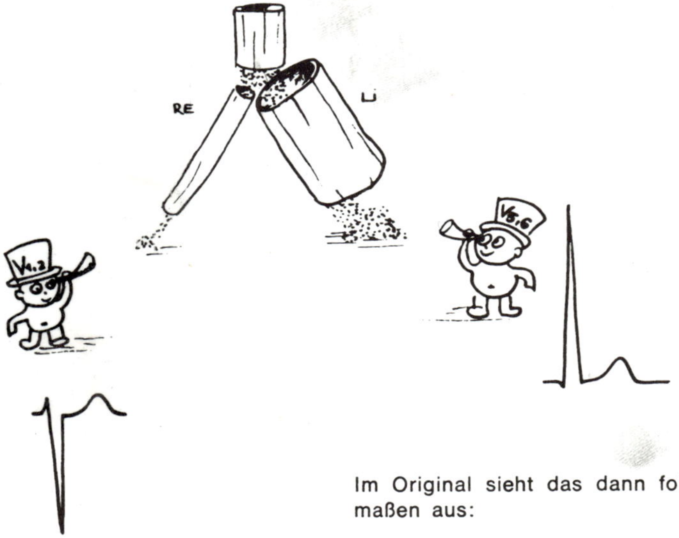

Im Original sieht das dann folgendermaßen aus:

Linkshypertrophie

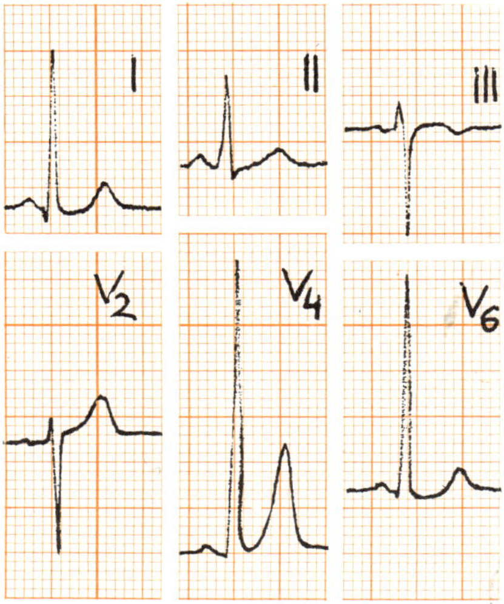

In diesem Fall stellen wir die Diagnose aus:

1. R-Zacke in V4, V5 oder V6 höher als 2,5 mV = 25 mm oder
2. Summe der S-Zacke in V2 plus R-Zacke in V6 mehr als 3,5 mV = 35 mm, soferne
3. die Person, von der das EKG stammt, älter als 35 Jahre ist.

Wenn wir von einer Hypertrophie der Muskulatur sprechen, müssen wir immer im Gedächtnis bewahren, daß sich diese Hypertrophie langsam ausbildet, daß sie also gleichsam heranwächst wie ein Baum.
Lassen Sie uns gemeinsam einmal diesen Vorgang beobachten: Der Gärtner pflegt das kleine Bäumchen mit viel Sorgfalt und verfolgt mit Freude sein Wachstum. Schließlich hat der Baum schon eine beachtliche Größe erreicht, und unser Gärtner muß nun beim Gießen schon seine größte Gießkanne nehmen, so viel Wasser braucht der Baum! Darunter sehen wir, wie wir uns das jeweilige EKG vorzustellen hätten.

Nun hat unser Gärtner den Baum anscheinend zu gut gedüngt, so daß er wächst, bis der Gärtner mit dem Gießen nicht mehr nachkommt. Denn eine größere Gießkanne hat er nicht! Und was nun geschieht, macht unseren Gärtner traurig: Der Baum ist zwar hoch und dick geworden, aber die Blätter fallen ab und die Äste werden dürr.
Das entspricht genau dem Zustand der Herzhypertrophie, wenn die Koronardurchblutung für die hypertrophierten Fasern nicht mehr ausreicht: im EKG Hypertrophie mit Störung der Erregungsrückbildung (ST-Strecke gesenkt, T-Zacke negativ).

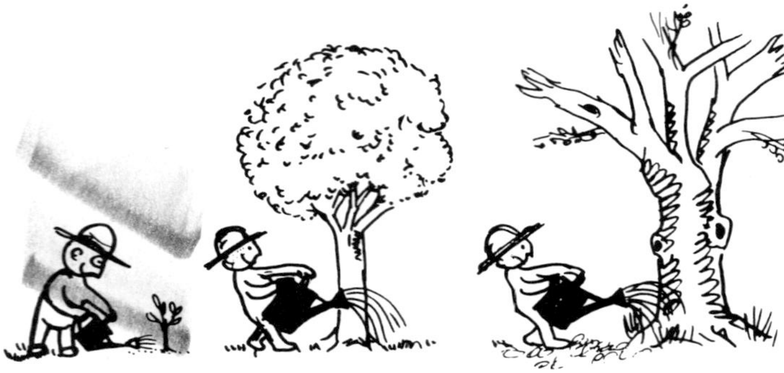

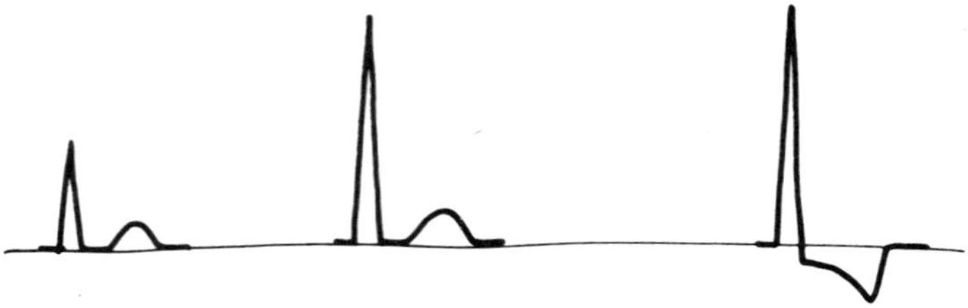

Linkshypertrophie mit Störung der Erregungsrückbildung

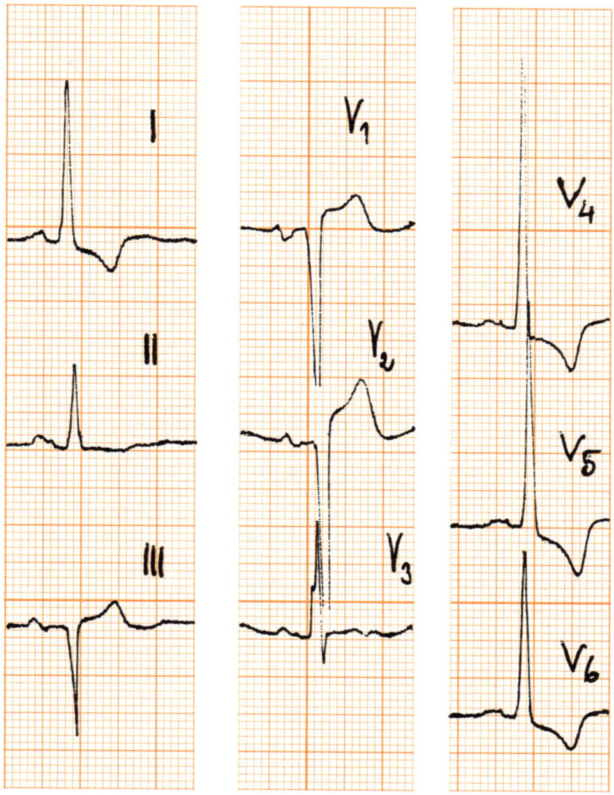

Wir finden hier neben den hohen R-Zacken linkspräkordial auch eine Rotation entgegen dem Uhrzeigersinn (Übergangszone zwischen V2 und V3) und Hinweise für eine Vorhofsbelastung links (P I und II doppelgipfelig, neg. Anteil von P in V1 tief und breiter als 0,04 sek.). Der endgültige Negativitätsdurchbruch in V5 ist jedoch normal (0,04 sek.), was für eine reine Druckbelastung der linken Kammer spricht

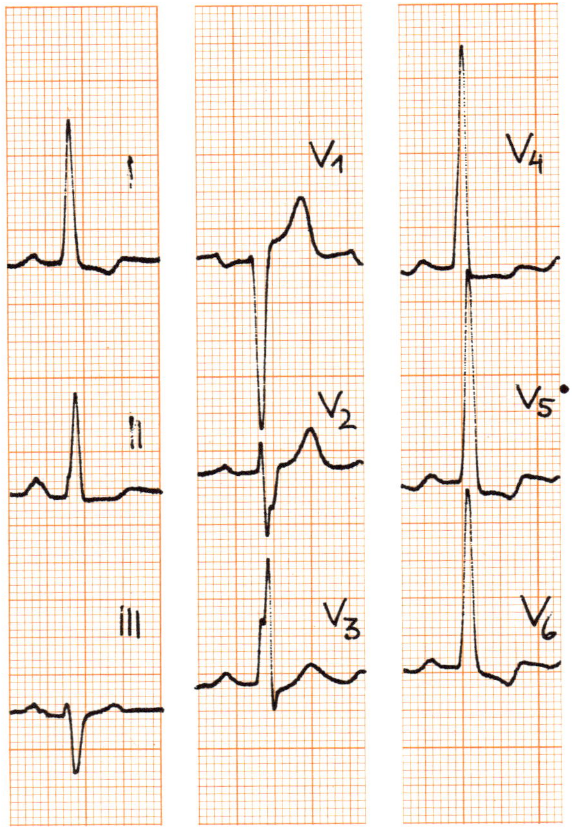

Zum Unterschied vom vorigen Bild erfolgt der endgültige Negativitätsdurchbruch in V5 hier nach 0,08 sek. und ist somit verlängert, was im Sinne einer Hypertrophie und Dilatation der linken Kammer zu interpretieren ist: Linkshypertrophie auch vom Typ der Volumsbelastung mit Störung der Erregungsrückbildung

Sehen wir uns nun die Verhältnisse bei der Rechtsventrikelhypertrophie an: Hier ist das rechte Rohr – im Vergleich zu den normalen Verhältnissen – schon beachtlich verdickt; das linke Rohr hatte ja von vornherein diese Stärke. Bei der Rechtshypertrophie werden also zunächst beide Röhren gleich stark, und nur selten wird das rechte Rohr tatsächlich dicker als das linke. Daher hören also die Männchen sowohl auf der rechten als auch auf der linken Seite genau so viel Sand auf sich zukommen wie von sich wegrauschen: Die positiven und die negativen Ausschläge werden also sowohl in V1, V2 als auch in V5 und V6 gleich hoch sein.

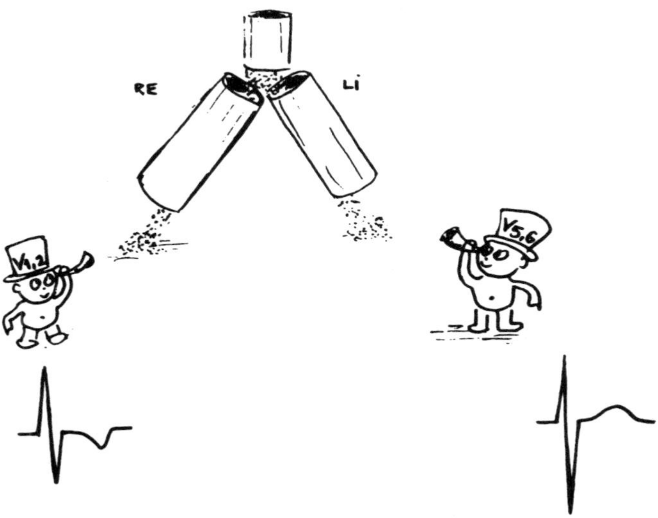

In diesem Fall stellen wir die Diagnose aus:

1. Rechtstyp;
2. R-Zacke in V1 oder V2 so groß wie oder größer als S-Zacke;
3. S-Zacke in V5 oder V6 so groß wie oder größer als R-Zacke;
4. negative T-Zacken in V1, V2, V3;
5. R-Zacke in V1 0,5 mV oder höher;
6. Summe von R in V1 und S in V6 1,05 mV oder mehr;
7. Rotation im Uhrzeigersinn;
8. eventuell Verspätung des massiven Negativitätsdurchbruchs in V1, V2.

Je mehr dieser Punkte wir antreffen, um so wahrscheinlicher wird die Diagnose einer Rechtshypertrophie.

Rechtshypertrophie

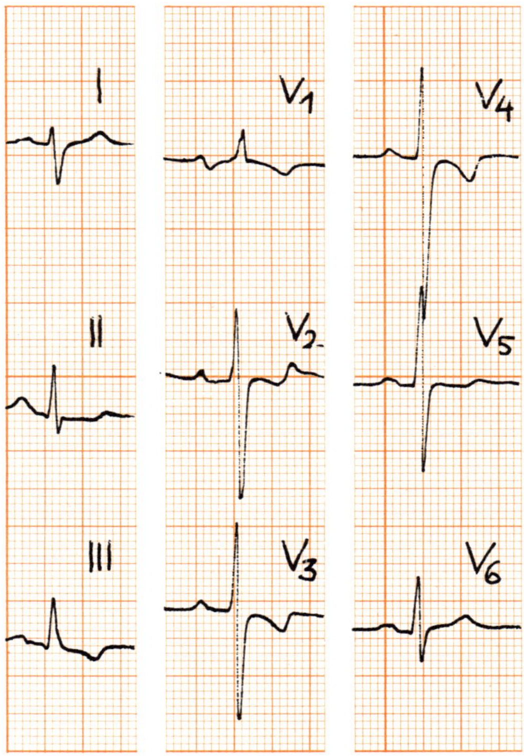

Von den auf Seite 52 angeführten Kriterien treffen hier zu: 1, 2, 3, 4, 5, 6, 7, 8

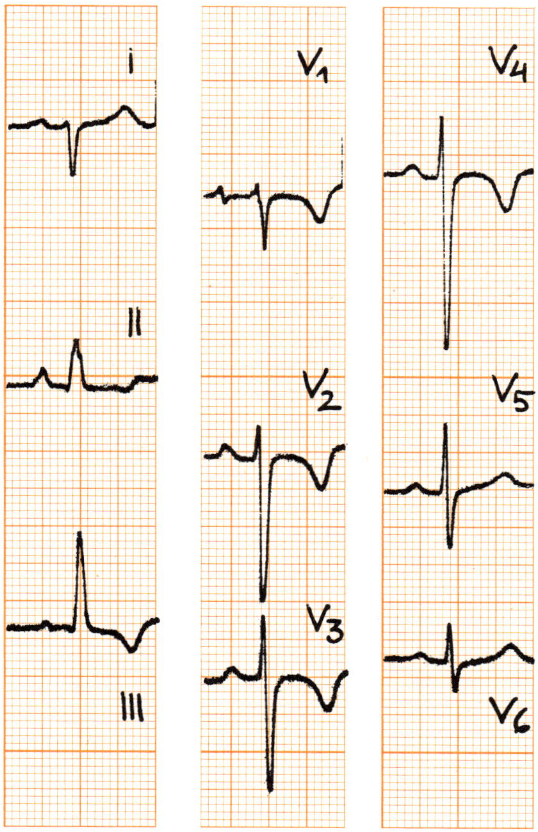

In diesem Fall treffen von den auf Seite 52 angeführten Kriterien nur folgende zu: 1, 3, 4, 7. Sie reichen aber dennoch aus, um die Veränderungen als Rechtshypertrophie zu klassifizieren

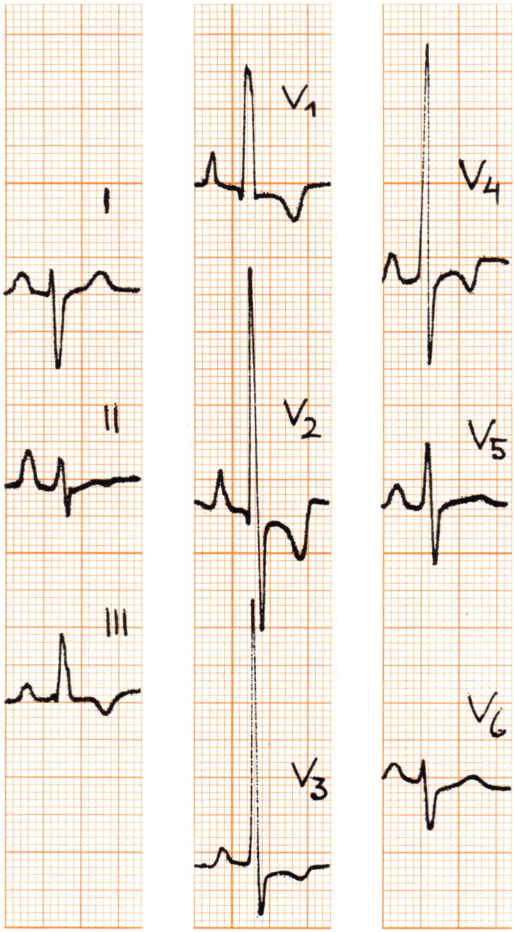

Hier treffen alle 8 Kriterien der Rechtshypertrophie zu. Die Bilder über dem rechten Ventrikel (V1 bis V3) ähneln denen, die wir sonst über dem linken Ventrikel erwarten; die Bilder bei V5 und V6 ähneln denen, die man vom rechten Ventrikel her gewohnt ist. Das ist ein Zeichen dafür, daß der rechte Ventrikel hier muskelstärker ist als der linke.
Außerdem findet sich eine Vorhofshypertrophie rechts (P in II höher als 0,25 mV, ebenso hoch und spitz in V1 und V2)

12. Kapitel:
Wissenswertes über die Q-Zacke

Wir haben nun schon viele EKGs gesehen, aber eigentlich war von der Q-Zacke bisher nicht viel die Rede. Natürlich ist sie immer wieder einmal vorgekommen, aber meist ganz ohne Bedeutung, nie gleichsam in der Hauptrolle.
Nun gibt es aber ein Krankheitsbild, nämlich den Myokardinfarkt, bei dem die Q-Zacke eine sehr entscheidende Rolle spielt. Wir wollen nun versuchen zu ergründen, warum das so ist.

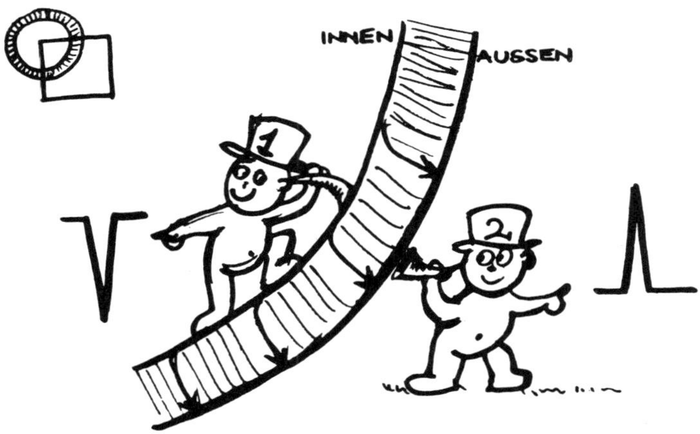

Zunächst wieder die normalen Verhältnisse: nehmen wir an, wir hätten ein Elektrodenmännchen im Herzen plaziert, das sein Hörrohr an die Innenwand legt, und eines, das sein Hörrohr direkt außen an die Ventrikelwand anlegt. Wir müssen nun nur noch wissen, daß in der Kammerwand die Holzröhren so verlegt sind, daß der Sand von innen nach außen rieselt, um verstehen zu können, was die beiden hören.
Männchen Nr. 1 hört den Sand auf jeden Fall von sich wegrauschen und zeichnet daher einen rein negativen Ausschlag auf. Männchen Nr. 2 hört dagegen nur den Sand auf sich zukommen und zeichnet einen rein positiven Ausschlag auf.

Wird nun durch ein Infarktgeschehen ein Teil der Wand nekrotisch (punktierter Teil), so ist das gleichbedeutend mit einem Ausschluß dieses Wandanteiles von der Sandzufuhr. Geräuschmäßig ist dieser Teil der Wand also völlig ruhig – ein „Geräuschloch".

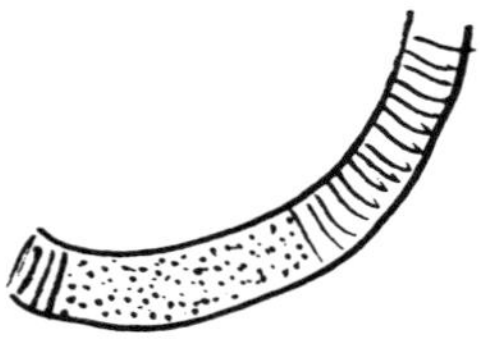

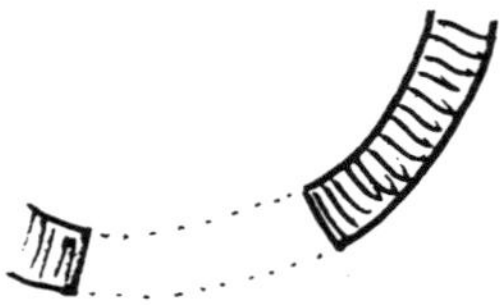

Und nun kommt der interessante Punkt: das außen stehende Männchen Nr. 2 kann durch dieses „Loch" gleichsam mithören, was Männchen Nr. 1 innen hört, nämlich negative Ausschläge. Diese imponieren meist als breite, tiefe Q-Zacken oder gelegentlich – wenn Männchen Nr. 2 direkt unter dem „Loch" zu stehen kommt – als rein negative QS-Komplexe.

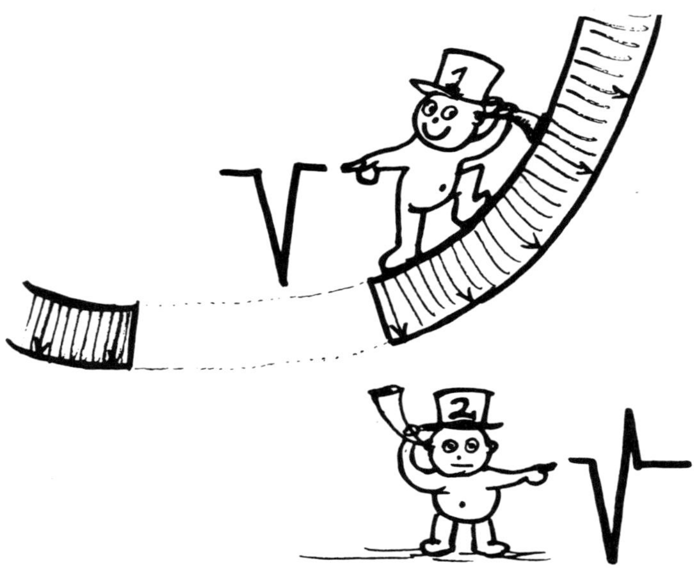

Das nächste Bild zeigt uns, in welchen Ableitungen wir die einzelnen Infarktlokalisationen antreffen werden:

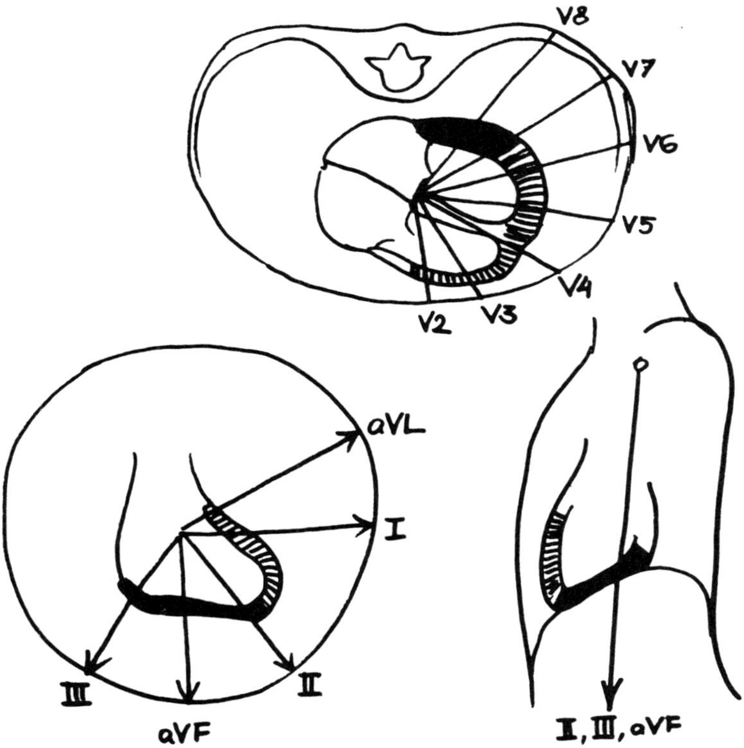

(schwarz) den Hinterwand- bzw. diaphragmalen Infarkt: in II, III und aVF, außerdem gelegentlich in V7 und V8 sowie eventuell in Nehb D.

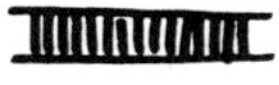

(gestreift) den Vorderwandinfarkt:
in I und vor allem natürlich in den Elektroden, die der Vorderwand des Herzens direkt anliegen, nämlich V2, V3, V4 und ev. V5 sowie in Nehb A.

den Lateralinfarkt:
in I und aVL sowie in V5 und V6.

13. Kapitel:
Der Katzenbuckel

Soweit also die Veränderungen des QRS-Komplexes, die uns eine genaue Auskunft über die Lokalisation und die Ausdehnung eines Infarktgeschehens geben können. Wenn wir nun diese Lokalisation bewerkstelligt haben, müssen wir uns Gedanken über das Alter des Infarktgeschehens machen. Hier hilft uns die Beachtung von ST und T weiter. Einige Richtlinien soll die folgende Geschichte vermitteln, bei der wieder einer unserer Spitzbuben eine üble Rolle spielt.

Auf der nächsten Seite sehen wir im obersten Bild ein normales ST und T, unter dem friedlich ein Kätzchen schläft. Aber schon schleicht der Bösewicht mit einer Zange herbei und zwickt unsere Katze in den Schwanz. Im akuten Schmerz bäumt sie sich zu einem hohen Katzenbuckel auf und wölbt ST und T zu einem hohen Dom empor. Das ist das Zeichen des frischen Stadiums.

Setzt später der Umbau des infarzierten Gewebes ein, dann fällt diesem „Umbau" auch der „Unterbau" unserer Katze zum Opfer, sie rutscht ab und die T-Welle senkt sich über ihr zur typischen symmetrisch negativen T-Zacke (bei isoelektrischer ST-Strecke) als Zeichen des Zwischenstadiums. Dieses kann durch Jahre bestehen bleiben.

Nach Beendigung des Umbaues bekommt auch unsere Katze wieder festen Boden unter die Füße. Sie kann sich wieder – wie im obersten Bild – zur Ruhe legen und wird dabei oft wieder von völlig normalem ST-T bedeckt: chronisches Stadium. Wir erkennen dann einen Infarkt nur noch an den oben beschriebenen Veränderungen des QRS-Komplexes.

Nun noch ein Wort zu dieser Katzengeschichte: genau die gleichen Veränderungen von ST-Strecke und T-Zacke können auch bei ganz normalem Kammerkomplex beobachtet werden. Das kann man dann natürlich nicht als Infarkt bezeichnen, denn es fehlt ja dann das Merkmal des Infarktes, das „Geräusch-Loch". Wir bezeichnen eine derartige Veränderung dann als Außenschichtschädigung, entweder frisch oder im Zwischenstadium. Pathologisch anatomisch kann diesem Außenschichtschaden entweder eine Pericarditis oder ein Infarktgeschehen ohne völlige Zerstörung der Wand, also ein nicht penetrierender Infarkt zugrunde liegen (Innenschichtinfarkt).

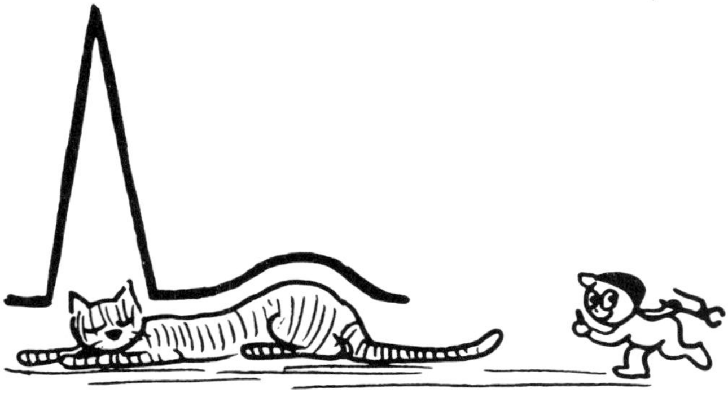

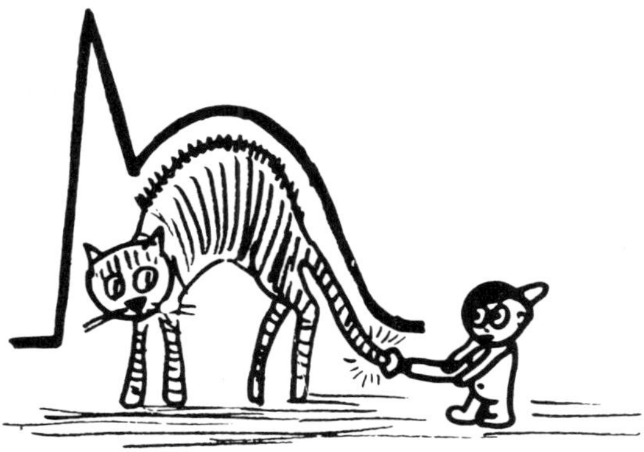

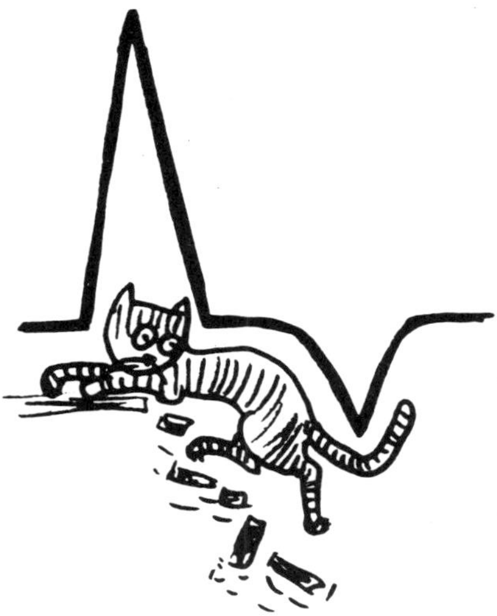

Hinterwandinfarkt im frischen Stadium:
Q-Zacken und ST-Hebung in II, III und aVF. Daneben fällt auch eine ST-Senkung in I, aVL, V2 und V4 auf, die ein Spiegelbild der Veränderungen an der Hinterwand darstellt. Diagnostisch hat in einem solchen Kurvenbild die ST-Hebung vor der ST-Senkung als primäre Veränderung Vorrang!

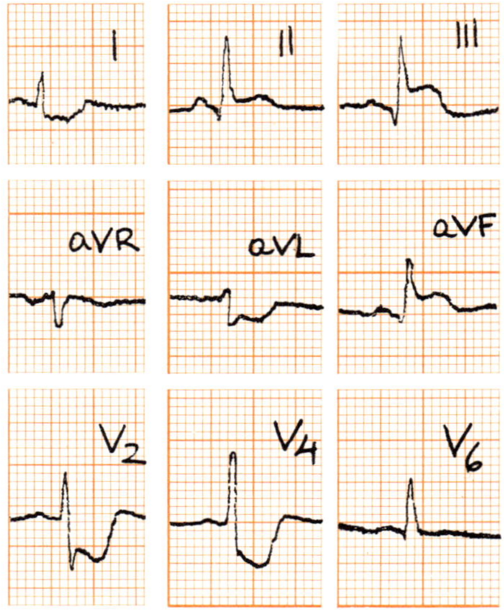

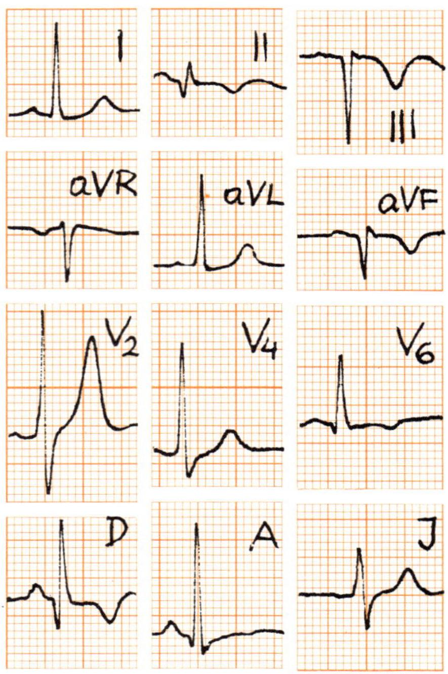

Hinterwandinfarkt im Zwischenstadium:
Ausgeprägte Q-Zacken in II, III, aVF und Nehb D (dorsal) mit symmetrisch negativen T-Zacken in diesen Ableitungen. Auch hier stellt das hohe R in V2 ein Spiegelbild des Q von der Hinterwand dar und das hohe spitze T in V2 ist Spiegelbild des spitz negativen T von der Hinterwand

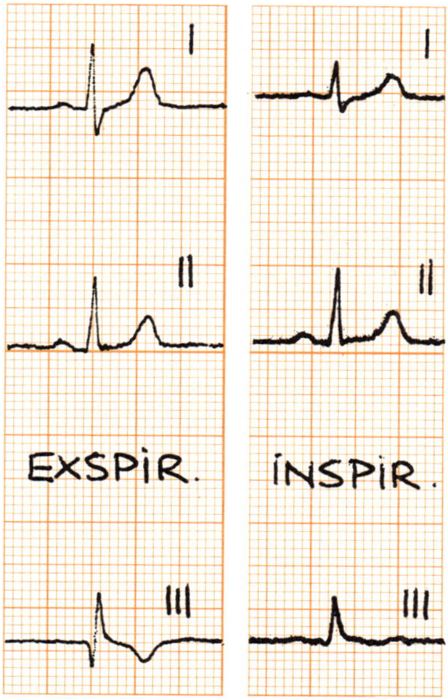

Das nebenstehende Bild zeigt, daß ein Q, welches nicht auf einen Infarkt zurückzuführen ist, bei tiefer Einatmung völlig verschwindet

Im unteren Streifen liegt tatsächlich ein Hinterwandinfarkt im Zwischenstadium vor. Hier verringert sich bei Inspiration nur die Amplitude von Q, seine Breite ebenso wie das negative T bleiben erhalten

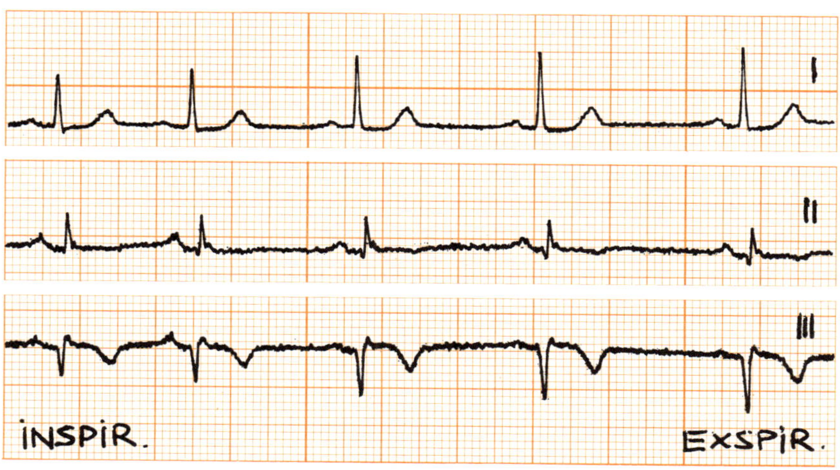

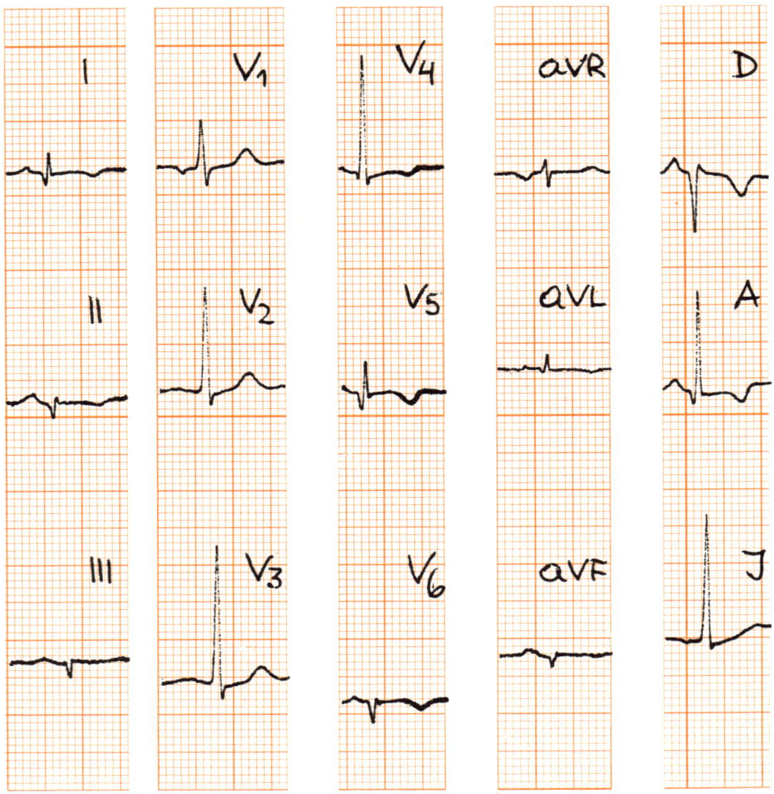

Hier finden wir infarktspezifische Q-Zacken in I, II, V5, V6, aVL, aVF, Nehb D und Nehb A. Das Fehlen des typischen Q in Abl. III spricht gegen den sogenannten Hinterwandinfarkt, also gegen eine Infarzierung der diaphragmalen Wand (s. Bilder S. 61). Es ist vielmehr nur die wirklich dorsal gelegene Wand (Nehb D) und die laterale Wand (V5, V6, I, II, aVL, Nehb A) betroffen: Postero-Lateral-Infarkt

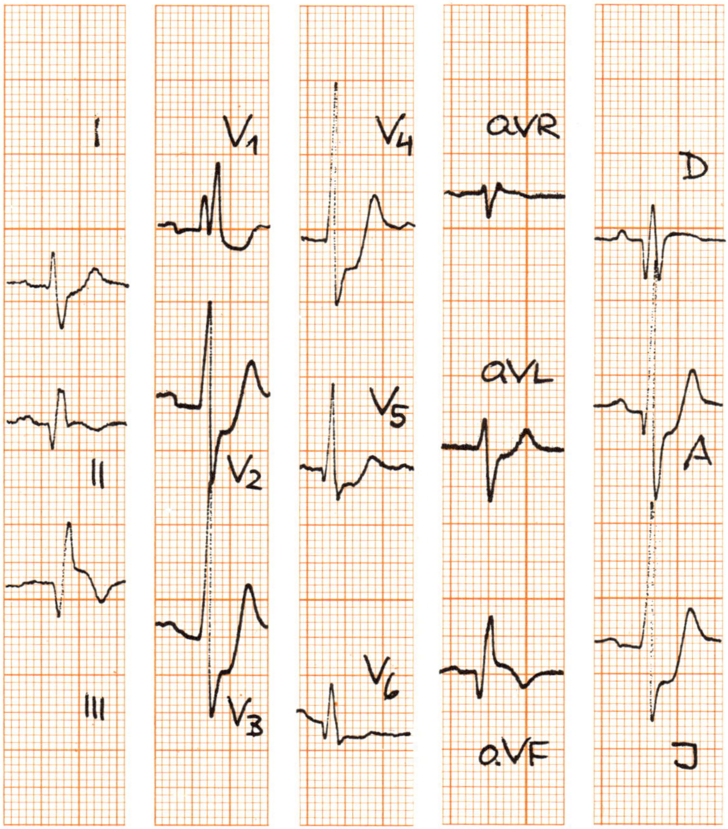

Dieses Bild zeigt, daß die Diagnose eines Hinterwandinfarktes auch bei vorliegendem Rechtsschenkelblock möglich ist.
Q-Zacken in II, III, aVF, Nehb D: Hinterwandinfarkt QRS-Breite 0,12 sek., endgültiger Negativitätsdurchbruch in V1 nach 0,09 sek.: kompletter Rechtsschenkelblock

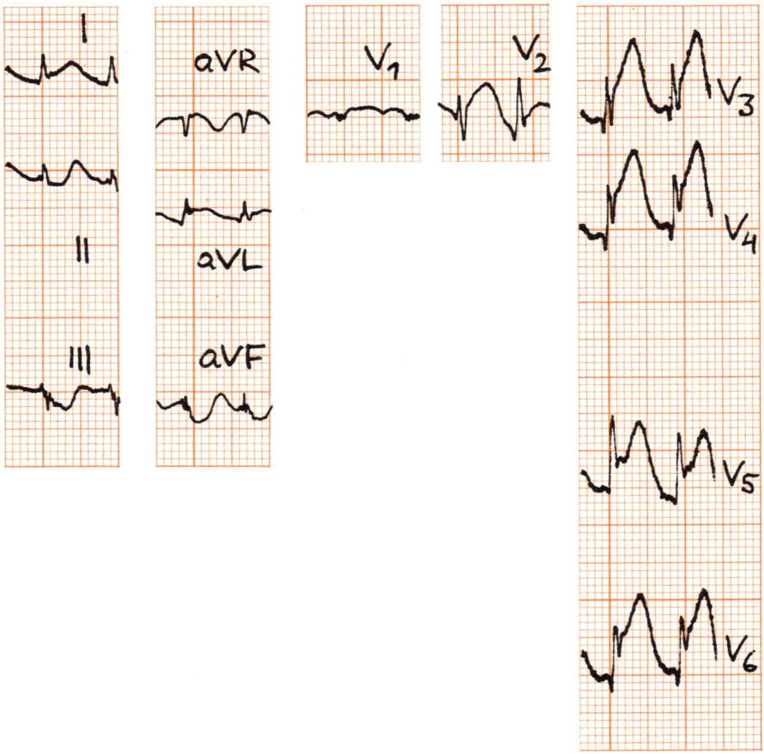

Ganz frischer Vorderwandlateralinfarkt: Während in den Standardableitungen eine ST-Hebung nur eben angedeutet ist, zeigen die Brustwandableitungen (V2 bis V6) den typischen „Katzenbuckel“. Auch hier stellt die ST-Senkung in III and aVF ein Spiegelbild der ST-Hebung an der Vorderwand dar

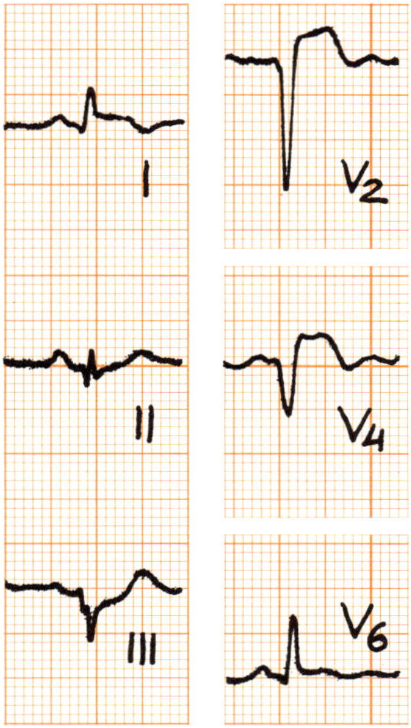

Vorderwandinfarkt am Übergang ins Zwischenstadium: rein negative Kammerkomplexe (= QS-Komplexe) in V2 und V4 als Ausdruck des Vorderwandinfarktes. ST ist in diesen Ableitungen sowie in Abl. I noch gehoben, die T-Zacken werden in eben diesen Ableitungen aber bereits negativ: Übergang ins Zwischenstadium

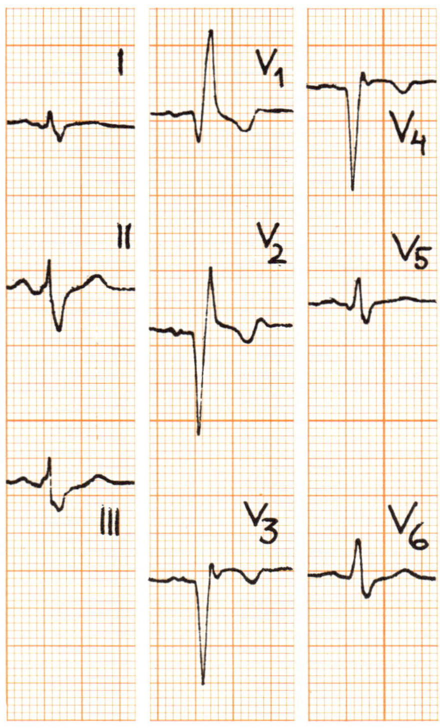

Vorderwandinfarkt und Rechtsschenkelblock. Der Rechtsschenkelblock ergibt sich aus der Verbreiterung der Kammerkomplexe auf $3\frac{1}{2}$ kleine Kästchen (= 0,14 sek.) und der Verspätung des massiven Negativitätsdurchbruches in V2 auf 0,10 sek. Während aber der Kammerkomplex eines gewöhnlichen Rechtsschenkelblockes in V2 mit einer positiven Zacke beginnen muß, spricht hier die deutliche Q-Zacke in V1 bis V5 für den Vorderwandinfarkt mit Septumbeteiligung

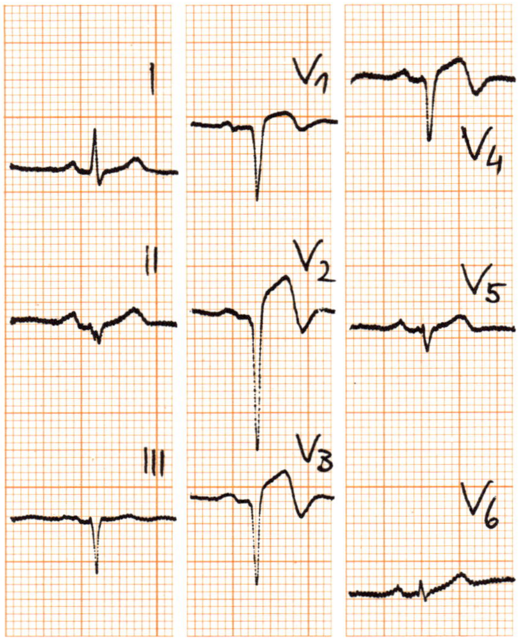

Vorderwandinfarkt am Übergang ins Zwischenstadium. Die Standardableitungen zeigen keine Auffälligkeiten und würden in diesem Fall bei der Diagnose kläglich versagen. In den Brustwandableitungen sieht man dagegen reine QS-Komplexe praktisch bis V4, mit koronar negativen T-Zacken, allerdings bei noch gehobenem ST (V2 bis V4)

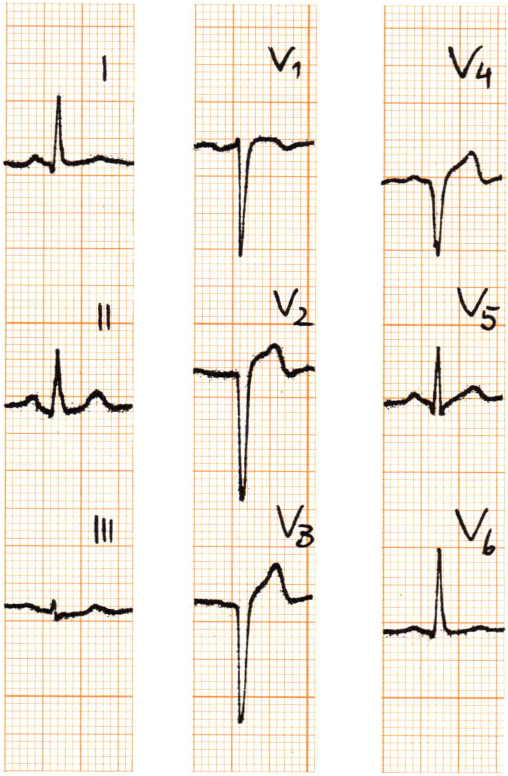

Auch hier zeigen die Standardableitungen außer einem etwas flacheren T in Abl. I keine Auffälligkeiten. Niemand würde aus I, II und III allein einen abgelaufenen Infarkt vermuten.
In den Brustwandableitungen sehen wir aber, daß das initiale R von V1 nach V2 verschwindet und daß nun von V2 bis V4 reine QS-Komplexe als Ausdruck des Infarktes in diesem Bereich vorliegen.
Die T-Zacken sind bereits wieder positiv als Ausdruck dafür, daß der Infarkt bereits ins chronische Stadium übergegangen ist.

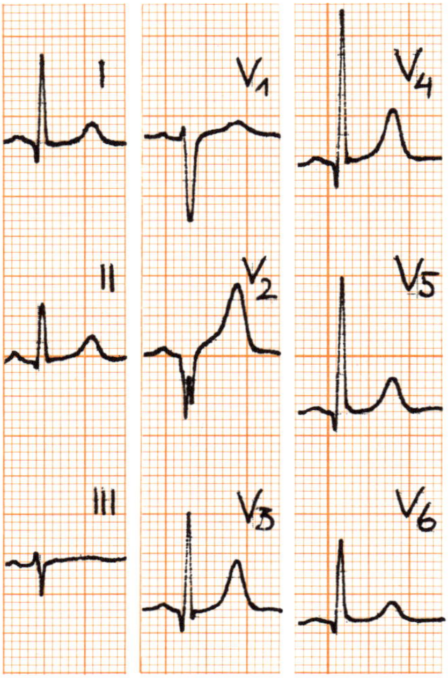

Vorderwandinfarkt im chronischen Stadium. Die Diagnose wird gestellt aus dem Verlust der initialen R-Zacke zwischen V1 und V2 (umschriebener Vorderwandinfarkt bzw. supraapikaler Infarkt)

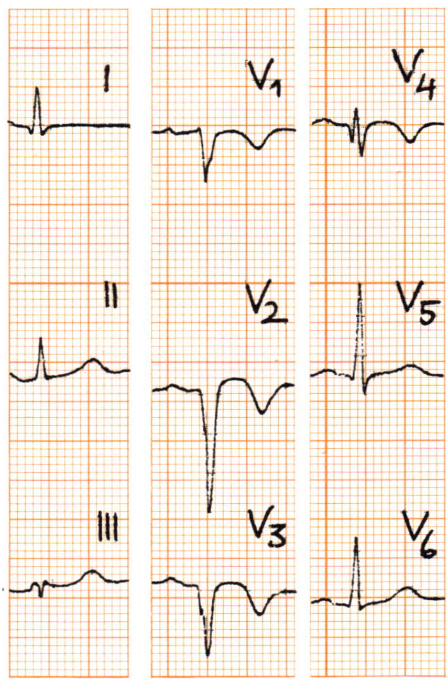

„Zwillinger'sche Diskrepanz" (komplett nivellierte T-Zacke in Abl. I bei gut positivem T in Abl. III). Diese ist oft in den Standardableitungen das einzige Zeichen eines abgelaufenen Infarktes (hier Vorderwandinfarkt im Zwischenstadium)

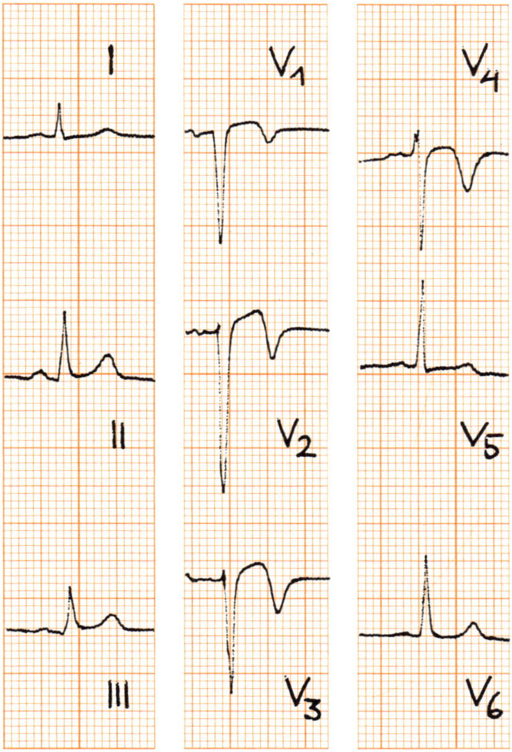

Nicht penetrierender Infarkt im Bereiche der Vorderwand im Zwischenstadium. Wir finden hier nur die nach oben konvex verlaufenden ST-Strecken und spitz negative T-Zacken in den Brustwandableitungen ohne Verlust der initialen R-Zacke

14. Kapitel:

ST-T durch üble Streiche gestört!

Diese harmlosen Abschnitte des EKGs – die ST-Strecke und die T-Zacke – scheinen besonders empfindlich zu sein, denn gerade sie werden nur allzu gern von einer großen Zahl von Spitzbuben zum Ziel ihrer Streiche gemacht. Sehen wir uns nur diese Geschichte an. Solange die Spitzbuben schlafen, ist alles ruhig und die ST-Strecke noch isoelektrisch.

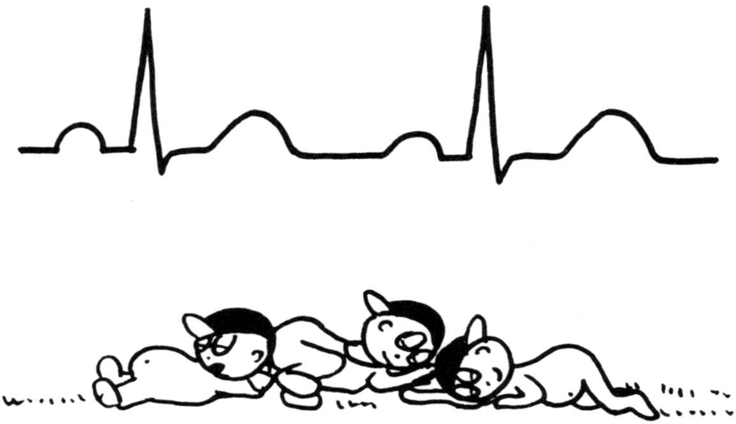

Kaum sind sie jedoch erwacht, haben sie nichts besseres zu tun als sich gerade hier zu schaukeln und damit die ST-Strecke tief herunterzuziehen.

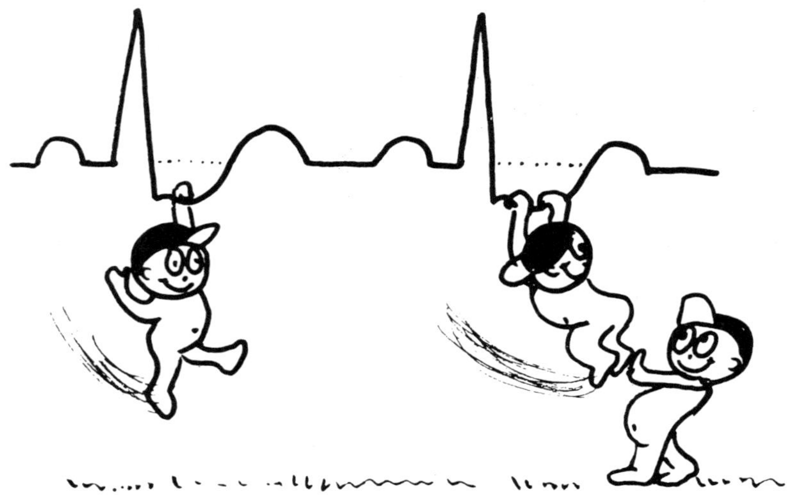

Dabei ist es leider oft gar nicht möglich, festzustellen, welcher von den Spitzbuben gerade sein Unwesen treibt. Es wurde deshalb ein Steckbrief herausgegeben, der eine Liste all jener Saboteure enthält, die allenfalls beteiligt sein könnten:

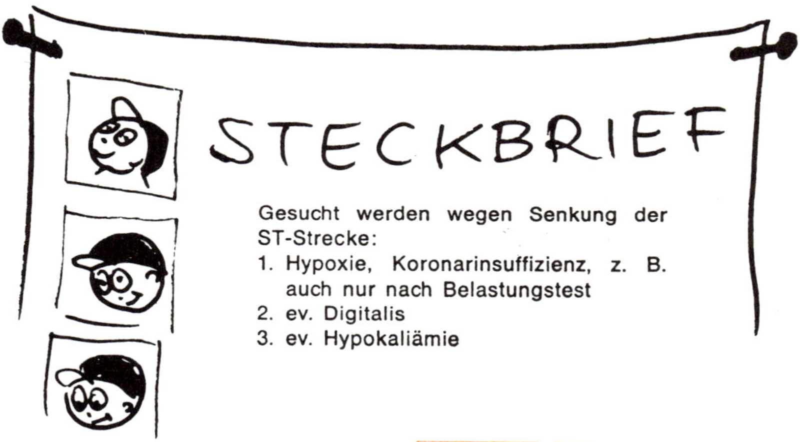

Gesucht werden wegen Senkung der ST-Strecke:

1. Hypoxie, Koronarinsuffizienz, z. B. auch nur nach Belastungstest
2. ev. Digitalis
3. ev. Hypokaliämie

Wenn wir also eine solche Senkung der ST-Strecke vorfinden, können wir nicht einen direkt anschuldigen, sondern nennen diese Veränderung eine Innenschichtalteration.

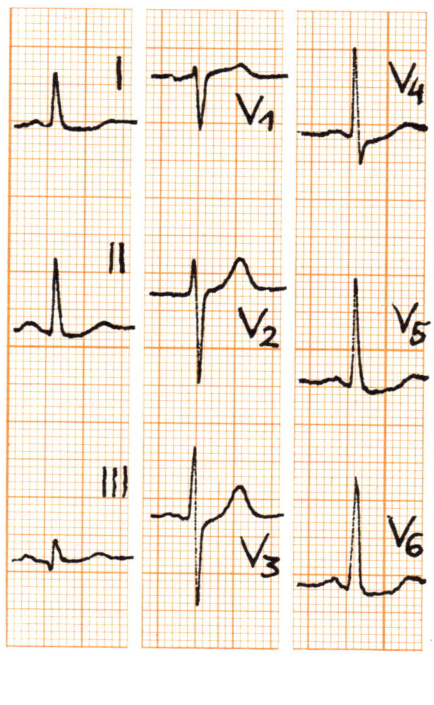

Linksventrikuläre Innenschichtschädigung mit muldenförmiger ST-Senkung in Abl. I, V5 und V6

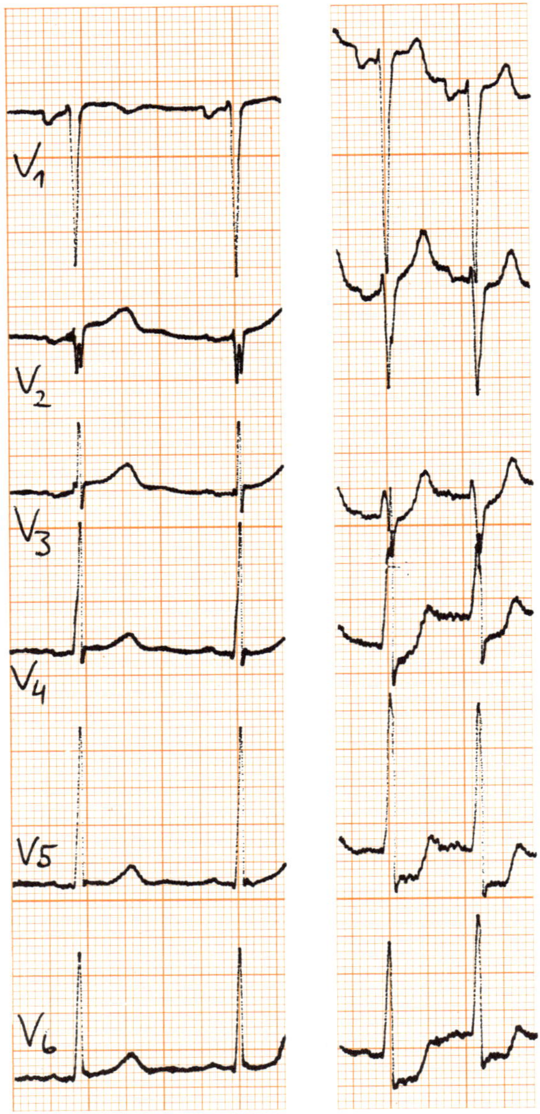

Hier sehen wir ein Beispiel, wo die Zeichen der Koronarinsuffizienz (horizontale bis deszendierende ST-Senkung bis 0,5 mV in V5) erst bei einer Belastung (Fahrradergometer, 2 Minuten 100 Watt) zum Vorschein kommen (rechts), während das Ruhe-EKG (links) völlig normal ist

Corvaton® bessert das Ischämiezeichen ST-Streckensenkung über Stunden.

Langzeitwirkung von 2 mg Molsidomin (= 1 Tablette Corvaton) auf die ST-Streckensenkung unter Belastung

Patient H. L. (1)

Leerwert (50 Watt)

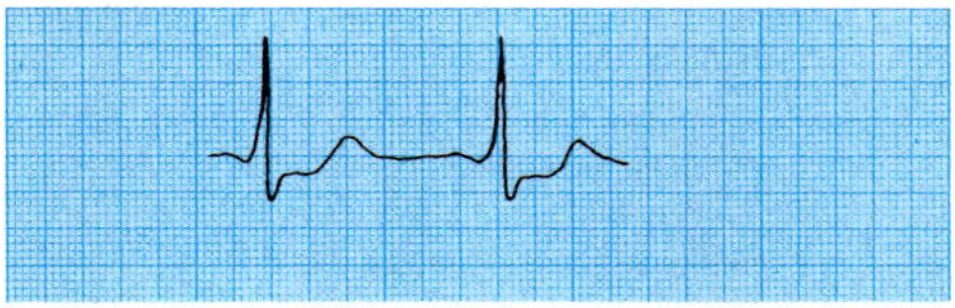

Belastung 50 Watt

V_2

V_4

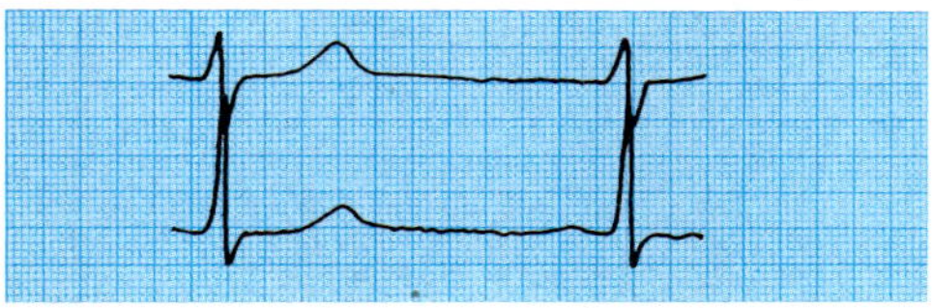

1 Stunde nach 2 mg Molsidomin (p.o.)

Patient H. M. (1)

Leerwert (100 Watt)

V_4

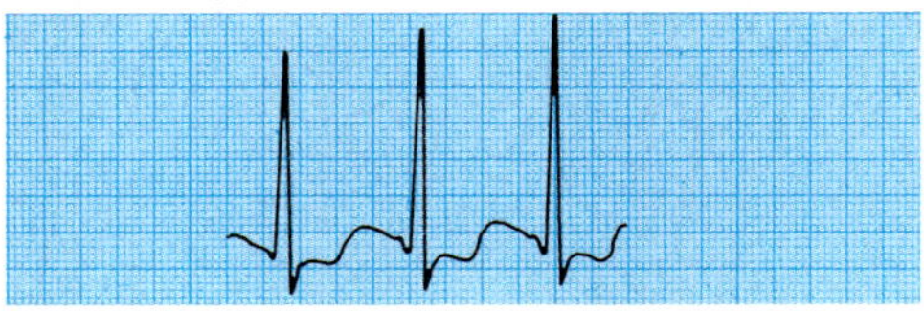

Belastung 100 Watt

V_4

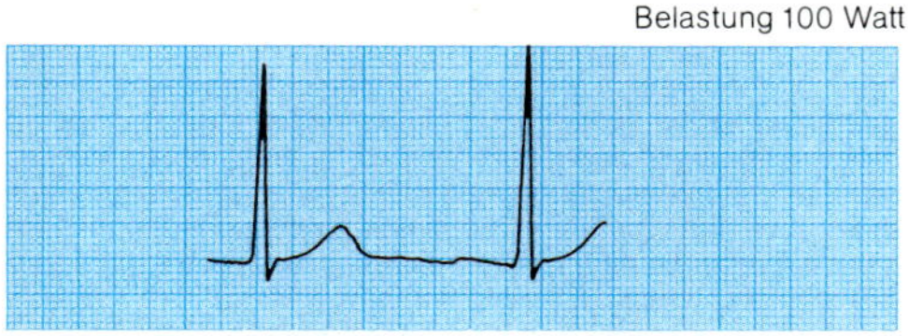

6 Stunden nach 2 mg Molsidomin (p.o.)

1) nach Original Ekgs: Jansen, E., Klepzig, H:
Med. Klin. 71 (1976), 2072

Corvaton®, die Standardtherapie bei koronarer Herzkrankheit – mit der substanzeigenen Langzeitwirkung.

Corvaton® bessert das Ischämiezeichen ST-Streckensenkung durch Senkung der myokardialen Wandspannung.

Patient H. H. (2)

V4

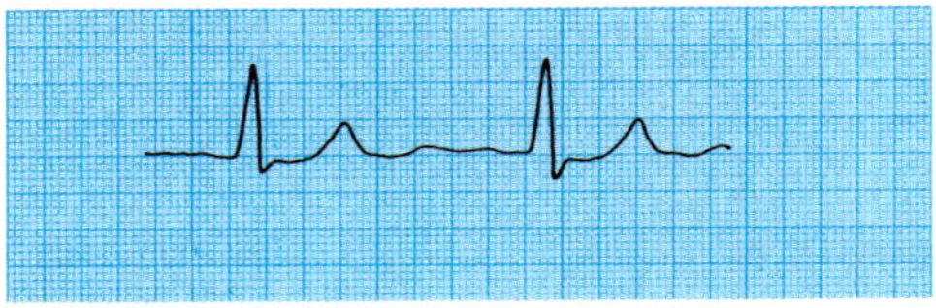

Leerversuch in Ruhe

V4

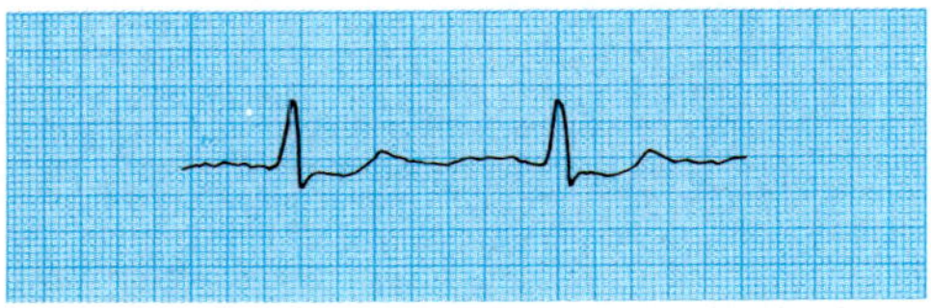

4 Stunden nach 1 Tabl. Corvaton: Bel. 25 W 1 min

V4

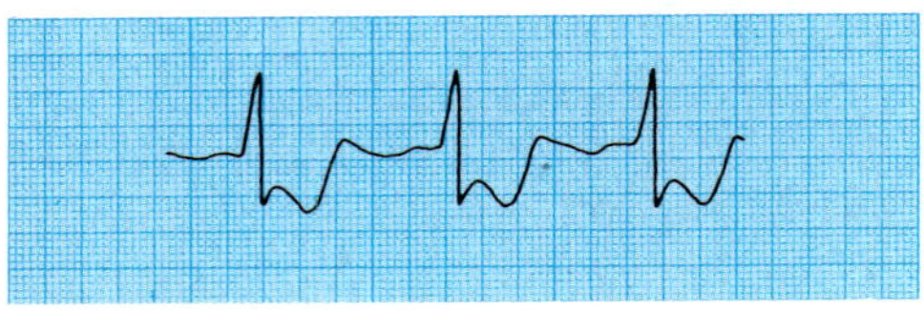

Leerversuch Belastung: 25 W 1 min

V4

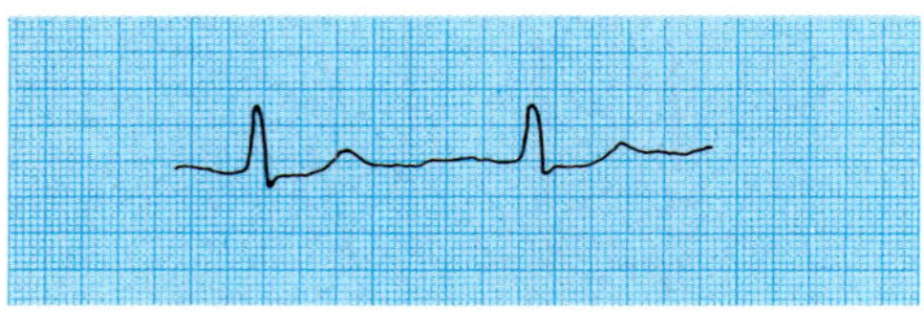

6 Stunden nach 1 Tabl. Corvaton: Bel. 25 W 1 min

V4

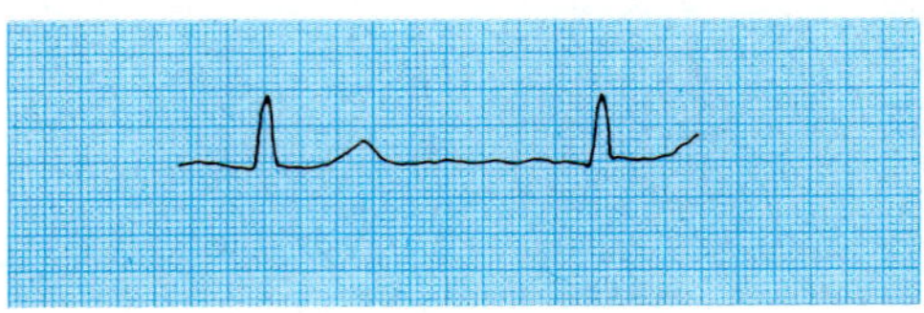

2 Stunden nach 1 Tabl. Corvaton: Bel. 25 W 1,5 min

V4

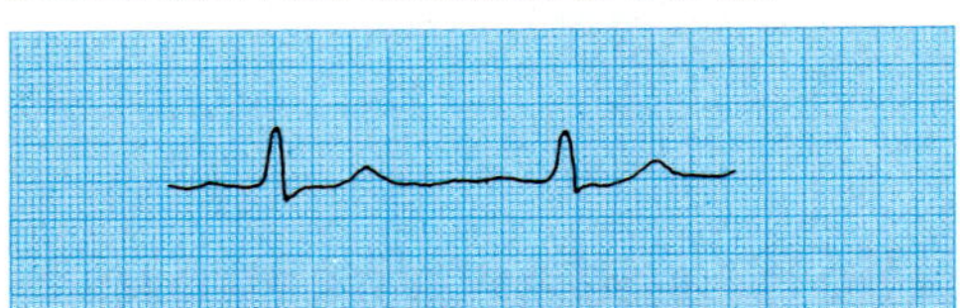

7 Stunden nach 1 Tabl. Corvaton: Bel. 25 W 1 min

2) nach Original Ekgs: H. Kopp, Erbach

Corvaton®

Als Standard-therapie bei koronarer Herzkrankheit einfach zuverlässig

Ähnlich schwer wird der T-Zacke von den Spitzbuben zugesetzt.

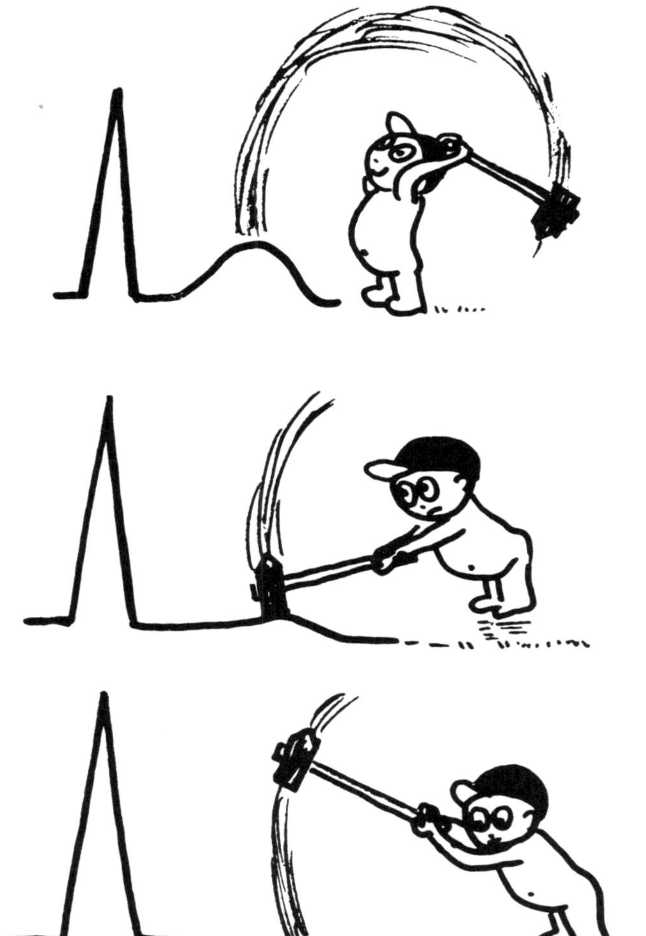

Auch hier können wir leider von vornherein niemanden direkt beschuldigen, sondern haben ebenfalls eine steckbriefliche Auswahl zur Verfügung.

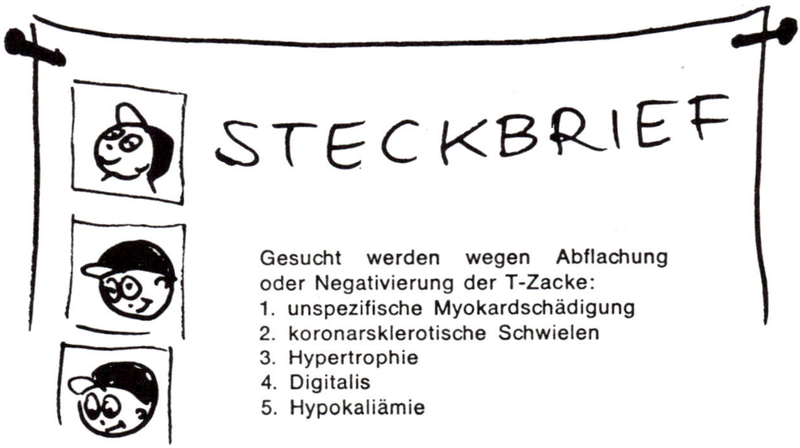

Wie wir sehen, können einige dieser Wichte bei beiden Anschlägen ihre Finger im Spiel haben, so daß man ST und T eigentlich gemeinsam beurteilen sollte. Einige Originalkurven sollen diesbezüglich weiterhelfen.

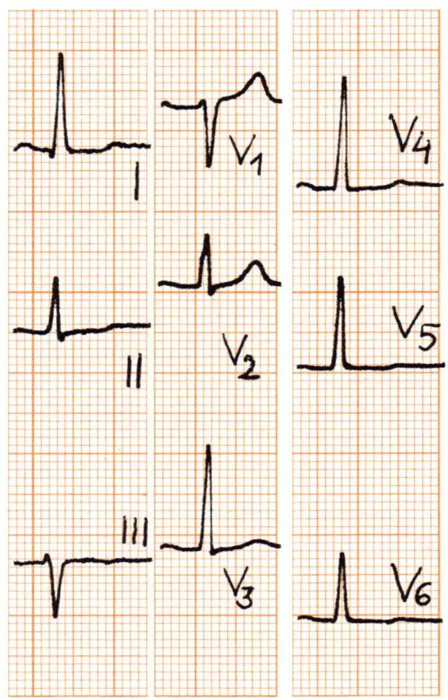

Unspezifische Myokardschädigung im linken Ventrikel mit T-Abflachung in V4 und negativ-positiv-diphasischen T-Zacken in V5 und V6

Hypokaliämie. Wir sehen besonders in V6 eine ST-Senkung, ein sehr flaches T, dafür aber stark ausgebildete U-Wellen

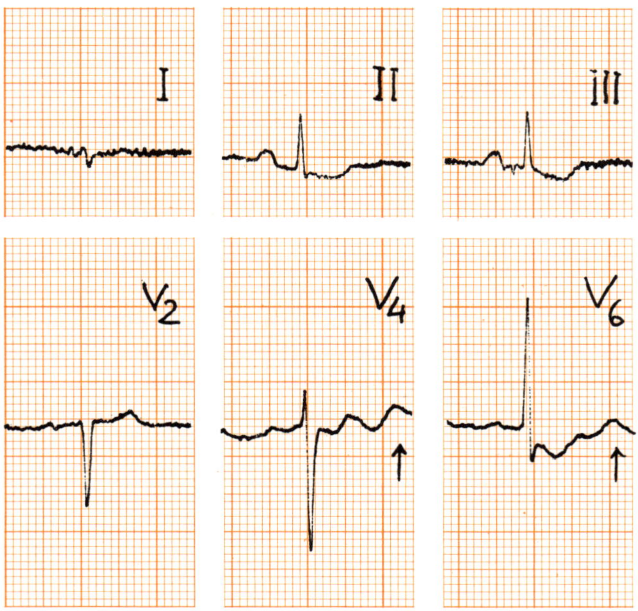

15. Kapitel:
Die QT-Zeit

Wie wir bereits in Kapitel 4 gehört haben, hängt die QT-Zeit von der Herzfrequenz ab. Praktisch sind nur ihre Verlängerungen von Bedeutung. Damit man nun nicht in jedem Fall dieses Intervall ausmessen und mit den Normalwerten vergleichen muß, gibt es zur raschen Beurteilung wieder eine Faustregel.

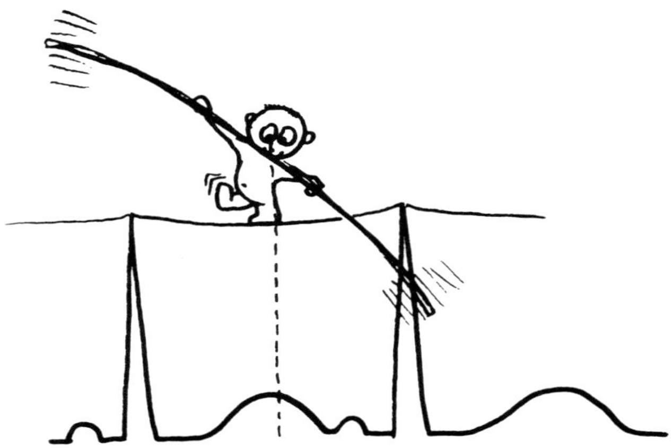

Wenn wir genau zwischen 2 R-Zacken eine senkrechte Linie ziehen, soll diese die T-Zacke nicht mehr treffen, d. h. die T-Zacke sollte vor einer solchen Linie enden (ausgenommen bei Tachycardie). Im vorliegenden Fall trifft diese Linie aber noch mitten in die T-Zacke hinein. Das muß uns jedenfalls dazu bewegen, durch genaue Messung das Ausmaß der relativen QT-Verlängerung festzustellen.

Das nächste Schema soll uns veranschaulichen, daß vor allem die Hypokalzämie als Ursache einer QT-Verlängerung in Frage kommt.

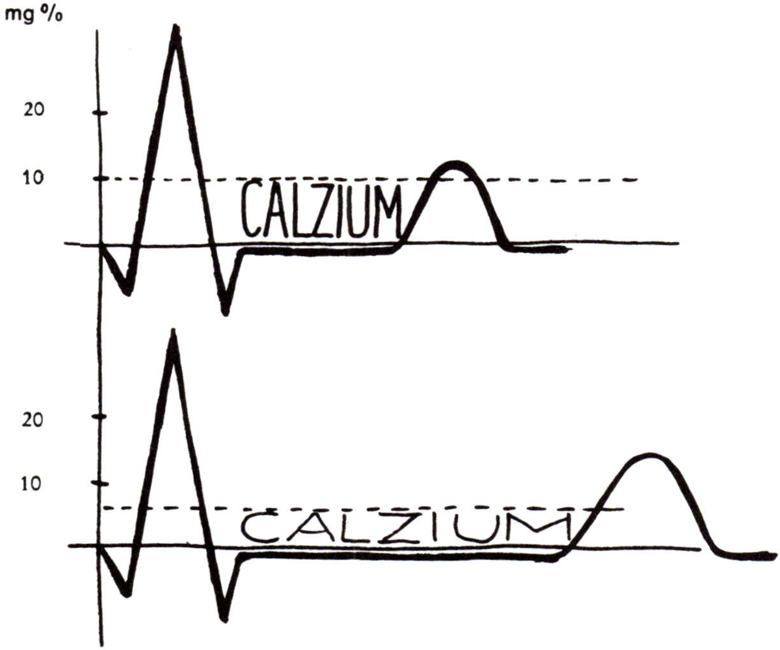

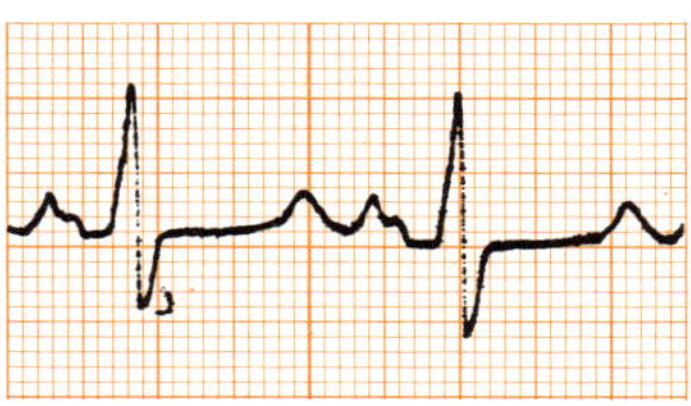

Diese Originalkurve zeigt eine schwere Hypokalzämie mit einer Verlängerung der QT-Zeit auf 0,60 sek., während sie bei der vorliegenden Frequenz von 70 Schlägen pro Minuten zwischen 0,32 und 0,40 sek. betragen sollte.

Während die EKG-Bilder der Hypokaliämie und der Hypocalzämie gar nicht so selten angetroffen werden, sind die umgekehrten Veränderungen viel weniger häufig.

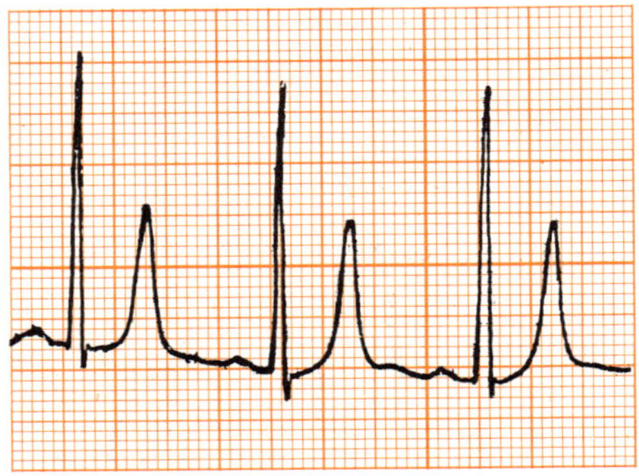

Hyperkaliämie kommt vor allem bei Niereninsuffizienz vor und äußert sich zunächst in einer Hochziehung und zeltartigen Verformung der T-Zacken (rechts)

Bilder wie auf dem unten abgebildeten Streifen finden sich dagegen bei schwerer Hyperkaliämie (hier von einem Patienten mit 8 mval/L Kalium im Serum):

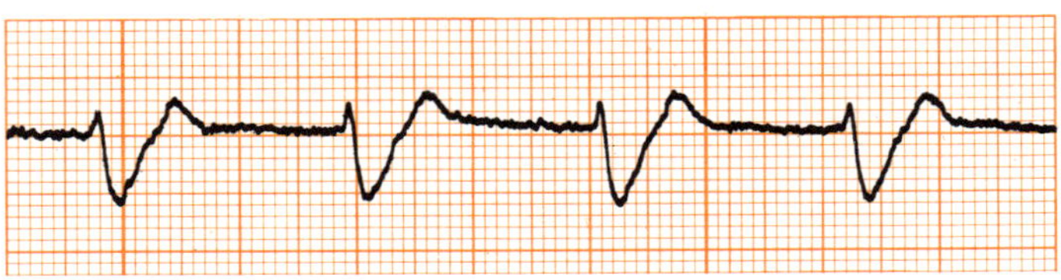

Fehlen der P-Zacken und Kammereigenrhythmus mit stark verbreiterten QRS-Komplexen, die ohne erkennbare ST-Strecke direkt in die T-Zacke übergehen

16. Kapitel:
Die Herzfrequenz

Die Bestimmung der Herzfrequenz ist wieder ein recht trockenes, aber deshalb nicht weniger wichtiges Kapitel. Wir werden versuchen, die Sache so einfach und so wenig mathematisch wie möglich zu machen. Unter der Voraussetzung allerdings, daß der Papiertransport in unseren EKG-Geräten auf 25 mm pro Sekunde gestellt ist.

Dann brauchen wir lediglich die Anzahl der großen Kästchen (0,20 sek.) zwischen zwei R-Zacken abzuzählen und die konstante Zahl 300 durch die erhaltene Zahl zu dividieren.

Streng mathematisch sieht die Sache dann so aus:

$$\text{Herzfrequenz} = \frac{300}{\text{Anz. d. gr. Kästchen zwischen 2 R-Zacken}}$$

Hier gleich ein Originalbeispiel:
Wir zählen zwischen zwei R-Zacken fünf große Kästchen.
Daher beträgt die Frequenz

$$\frac{300}{5} = 60/\text{min.}$$

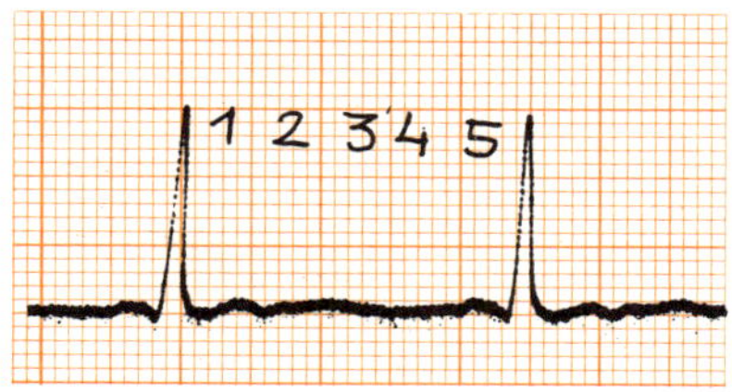

Frequenzbestimmung

Wer lieber auswendig lernt anstatt zu rechnen, kann sich auch die folgenden Zusammenhänge einprägen:

Anzahl der großen Kästchen zwischen 2 R-Zacken	Herzfrequenz/min
1	300
2	150
3	100
4	75
5	60
6	50

Wenn man diese wenigen Möglichkeiten im Gedächtnis behält, kann man auch leicht etwaige Zwischenstufen ermitteln.

17. Kapitel:
Allgemeines über den Rhythmus

Bei der Feststellung des Rhythmus wollen wir ermitteln, welchem Schrittmacher das Herz jeweils folgt. Dazu wollen wir uns daran erinnern, daß in dem Gewirr von Holzröhren (Bild) an den verschiedensten Stellen Schrittmachermännchen am Werk sind. Überall schaufeln sie am Fuß einer Leiter Sand in ihre Kübel und machen sich dann an den Aufstieg über die Leitern zur Öffnung einer Holzröhre. Nun will es das Schicksal, daß den Schrittmachermännchen, die tiefer unten im Gewirr der Holzröhren arbeiten, die längeren

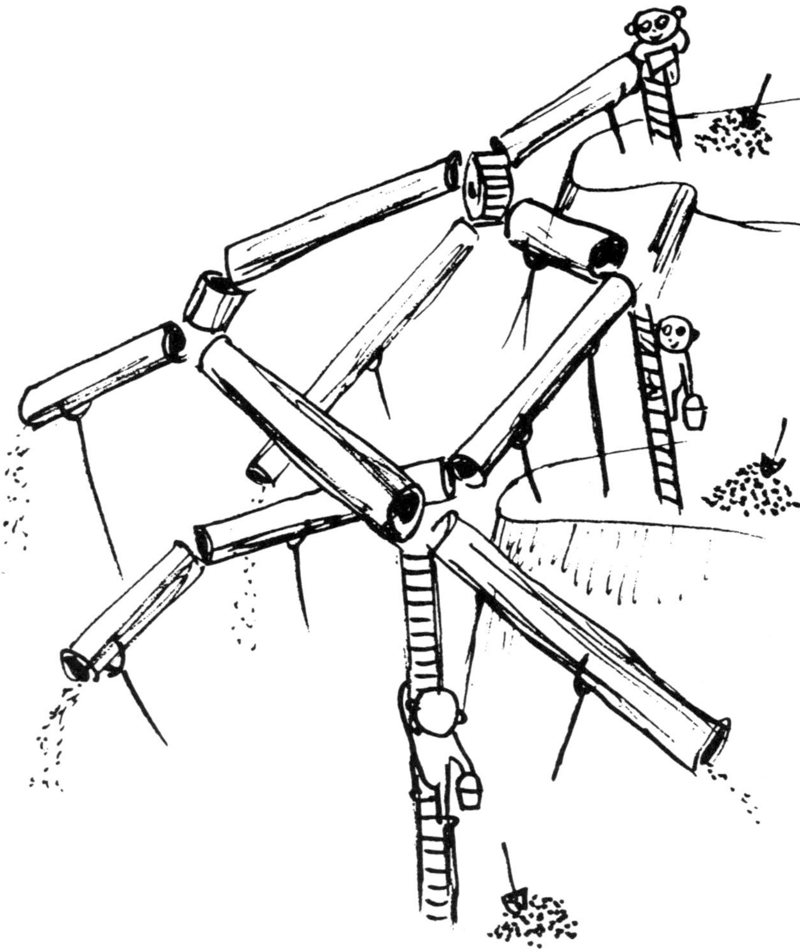

Leitern zugeteilt wurde. Die kürzeste Leiter wurde dem Männchen ganz zuoberst zugeteilt. Da aber in der Regel alle Männchen gleich rasch klettern, ist natürlich das oberste Männchen praktisch immer als erstes an der Röhre und kann den Sand aus seinem Kübel auf den Weg schicken. Die übrigen Männchen sind inzwischen kaum halbwegs auf der Leiter. Wie nun aber der Sand so durch alle Röhren rauscht, gerät das labile Gerüst der Röhren und damit jede einzelne Leiter so sehr ins Wanken, daß die Männchen einfach samt ihren Kübeln von den Leitern fallen. Aber wie Sisyphus beginnen sie sogleich wieder, ihre Kübel zu füllen und die Leitern zu besteigen. Meist natürlich wieder umsonst!

Es ist unschwer einzusehen, daß all die Männchen mit den hohen Leitern deshalb vergrämt sind. Nichts würden sie sich lieber wünschen, als einmal selbst zum Zug zu kommen. Um dieses Ziel zu erreichen, stehen ihnen zwei Möglichkeiten zur Verfügung:

1. von oben kommt kein Sand, der sie von der Leiter wirft. Das kann der Fall sein, wenn das oberste Männchen wegen Müdigkeit oder einer Erkrankung plötzlich langsamer arbeitet oder völlig ausfällt oder wenn die Rohrleitung höher oben aus irgendeinem Grund unterbrochen ist. Dann wird eben jenes Männchen den Sand in das System bringen dürfen, das nunmehr die kürzeste Leiter besitzt. Sie ist auf der anderen Seite immer noch länger als die des Männchens ganz oben und es wird daher nicht wie dieses 70mal in der Minute seinen Kübel oben ausleeren können, sondern vielleicht nur 55mal. Aber immerhin, das Herz gehorcht nun ihm. Da ihm das aber ganz ohne sein Zutun gelungen ist, nennen wir diesen Zustand eine *passive Allorhythmie*.
2. einem dieser armen „Unter-Männchen" ist die Geduld gerissen und es saust plötzlich viel viel rascher als seine Genossen die Leiter hoch. So kann es ihm natürlich leicht gelingen, jeweils als erstes oben zu sein und seinen Kübel ins Röhrensystem zu entleeren. Das Herz gehorcht nun ihm, weil es die Initiative ergriffen hat. Das nennt man *aktive Allorhythmie*.

Diese beiden Störungen der normalen Abläufe können somit als Ursachen von Rhythmusstörungen angesehen werden, aber – wie wir in den folgenden Kapiteln noch sehen werden – es gibt auch eine ganze Reihe anderer Ursachen.

18. Kapitel:
Der Sinusrhythmus

Nach diesen einleitenden Worten können wir den einzelnen Männchen nun auch die ihnen zustehenden Namen geben. Das oberste Männchen mit der ganz kurzen Leiter wollen wir Sinusmännchen nennen, denn wenn das ganze Herz auf sein Kommando hört — wie das ja in der Regel der Fall ist —, dann spricht man von S i n u s r h y t h m u s.

Wir erkennen den Sinusrhythmus im EKG daran, daß jeder P-Zacke nach einer bestimmten PQ-Distanz ein Kammerkomplex folgt. In Ableitung I und II müssen die P-Zacken dabei positiv sein. In der Regel ist der Sinusrhythmus auch wirklich rhythmisch, das heißt die Abstände zwischen je zwei R-Zacken sind immer gleich.

Respiratorische Sinusarrhythmie

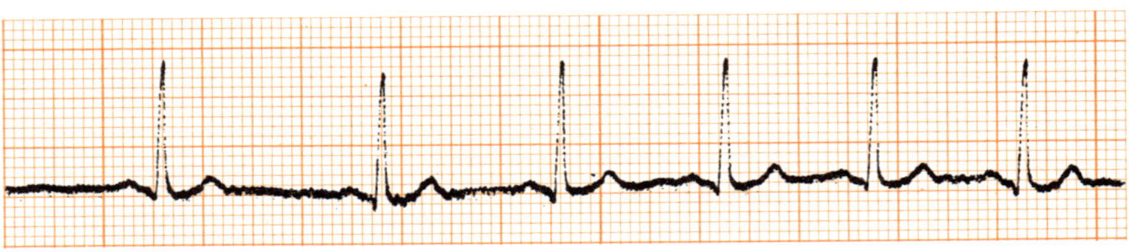

Wenn das Sinusmännchen mit normaler Geschwindigkeit seine Arbeit versieht, dann wird es etwa 70mal in der Minute seinen Kübel in die Röhre ausleeren können. Leider ist dieses Männchen aber sehr beeinflußbar und wahrlich nicht als stabiler Arbeiter anzusprechen. Ja selbst wenn der Mensch, dessen Herzen es zugeteilt ist, ein- oder ausatmet, verändert es oft bereits sein Arbeitstempo.

Wir nennen das eine r e s p i r a t o r i s c h e S i n u s a r r h y t h m i e, die meist bei jungen Leuten besonders ausgeprägt ist. Bei Einatmung wird dann der Puls schneller, bei Ausatmung langsamer.

Einen besonderen Einfluß auf das Arbeitstempo unseres Sinusmännchens haben auch die beiden geisterhaften Kobolde in dieser Geschichte, die unter den Decknamen „Sympathicus" und „Vagus" auftreten.
Wie das nächste Bild zeigt, entpuppt sich der Kobold „Sympathicus" als durchaus unsympathisch. Was bleibt da dem armen Männchen anderes übrig als in Windeseile seinen Kübel zu füllen und wie wild die Leiter hinauf- und hinunterzuhetzen. Der Kobold erreicht damit immerhin, daß unser Männchen nun nicht nur 70, sondern vielleicht 120 Kübel in der Minute befördert. Sind es mehr als 100 Kübel pro Minute, sprechen wir von Tachykardie.

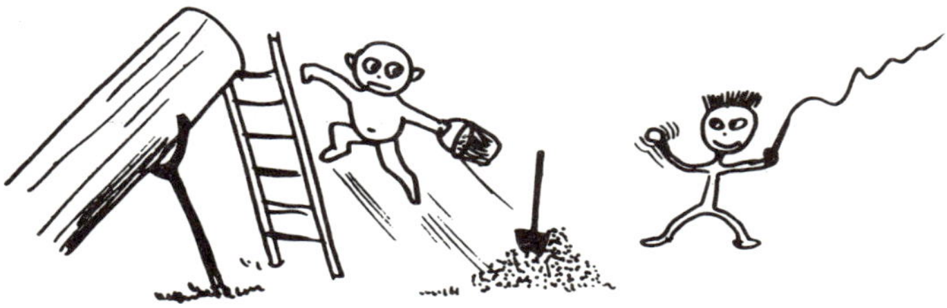

Das dazugehörige EKG sieht dann etwa so aus:
Wir finden eine Tachykardie, etwas höhere P-Zacken in Ableitung II und III, häufig auch einen Steiltyp mit Abflachung oder Negativierung der T-Zacken in II und III und manchmal eine Abflachung der T-Zacken in den Brustwandableitungen. Gelegentlich kann auch eine Verkürzung der PQ-Zeit auftreten.

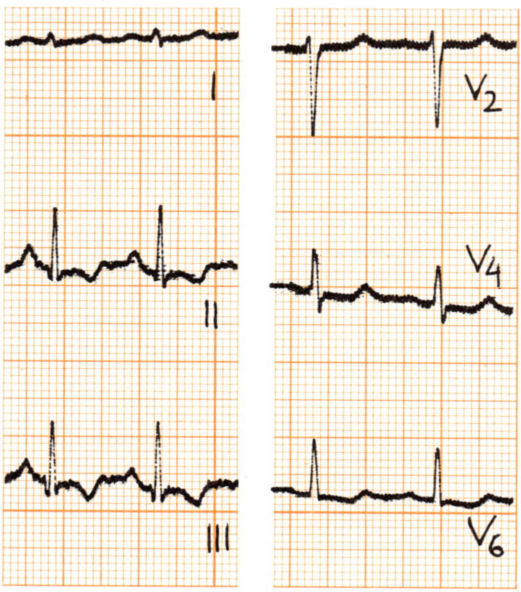

Sympathikotonie-EKG

Ähnliche Veränderungen zeigen manche Personen bereits beim Aufstehen.

Die Kurven unten zeigen eine sogenannte positive Orthostase-Reaktion: links das EKG im Liegen ohne besondere Auffälligkeiten. Beim Stehen (rechte Hälfte) tritt eine Tachykardie auf, der Lagetyp ändert sich zum Steiltyp hin und die T-Zacken in II und III, hier auch in V4 und V6 werden negativ.

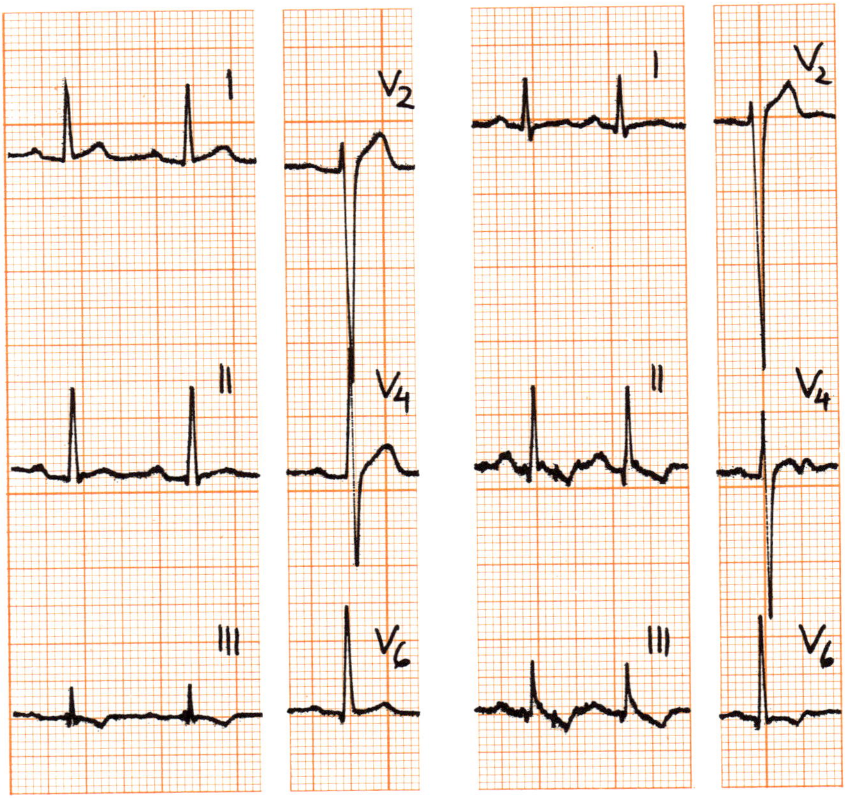

Will man sichergehen, daß es sich hier nicht etwa wirklich um organische Veränderungen handelt, dann kann man durch einen „Zaubertrank“ das Herz gegen die üblen Einflüsse des Sympathikus-Männchens immun machen (Beta-Rezeptoren-Blocker) und nach Verabreichung dieses Medikamentes neuerlich ein EKG schreiben.

Die folgenden Kurven stammen vom selben Patienten wie auf der vorigen Seite. Sie wurden 10 Minuten nach intravenöser Verabreichung von 0,1 mg Propranolol pro kg Körpergewicht geschrieben.

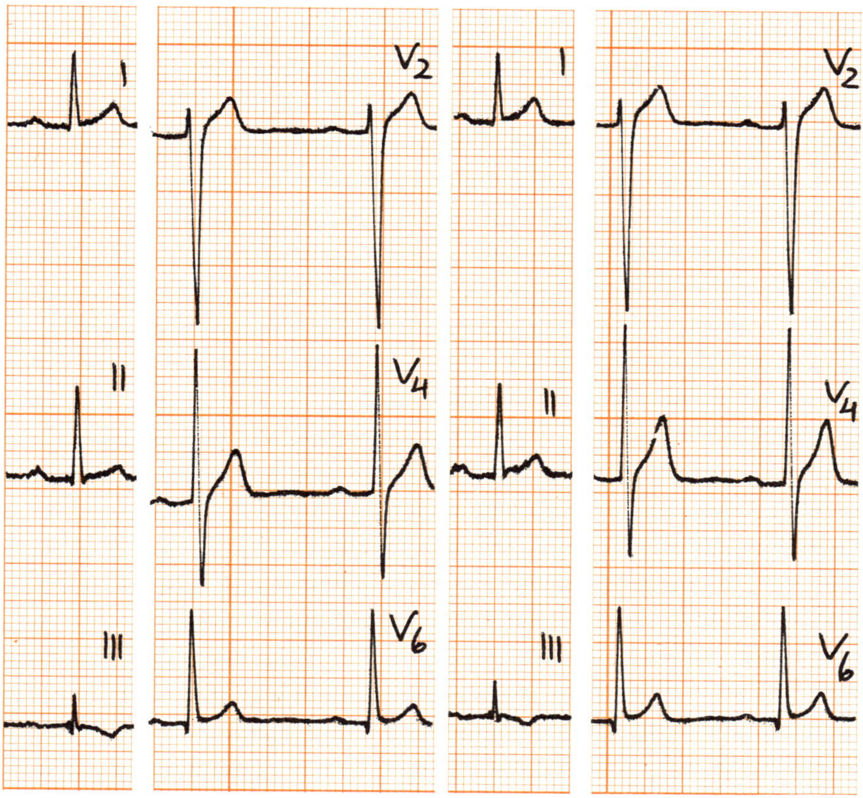

Links sieht man wieder das EKG im Liegen, rechts im Stehen. Neben der durch den Beta-Blocker induzierten allgemeinen Senkung der Herzfrequenz fällt vor allem im Steh-EKG das völlige Fehlen der Veränderungen des Kammerendteils auf.

Das nächste Bild zeigt uns, daß der Kobold mit dem Namen „Vagus" weit sympathischer ist. Zumindest hetzt er unser Sinusmännchen nicht so. Im Gegenteil – er weiß meist so interessante Dinge zu erzählen, daß es dem Sinusmännchen schwerfällt, sich jedesmal loszureißen und mit seinem Kübel die Leiter zu besteigen. Er wird also bei weitem nicht 70 Kübel in der Minute schaffen, sondern höchstens 50 oder noch weniger. Sind es weniger als 50, so nennen wir das eine B r a d y k a r d i e.

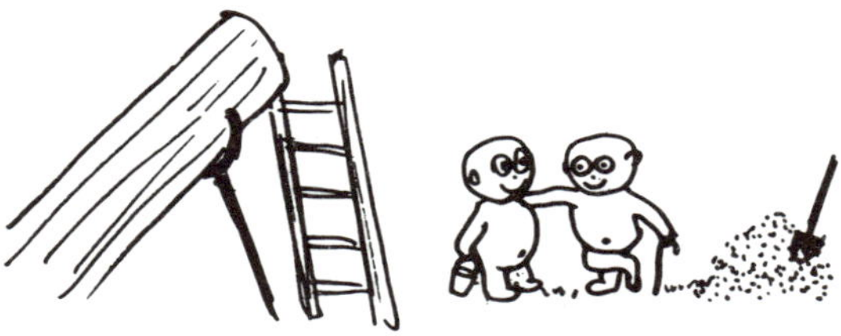

Das EKG zeigt dann neben der langsamen Schlagfolge oft spitze hohe T-Zacken.

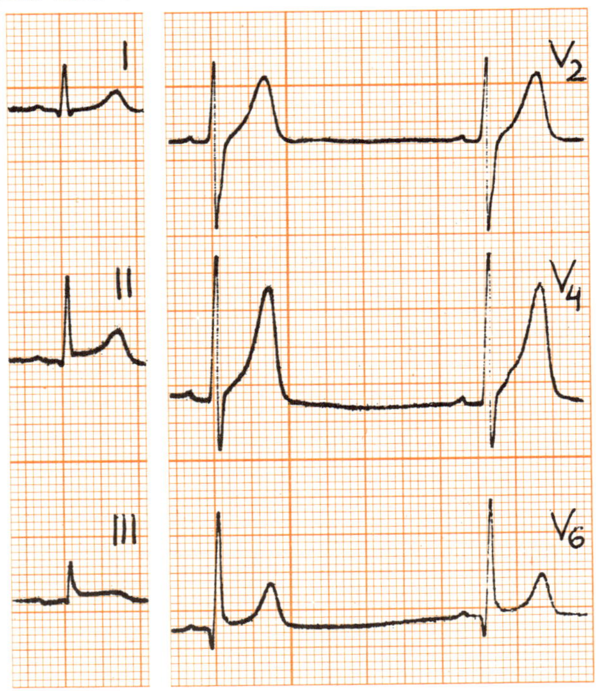

Vagotonie-EKG

19. Kapitel:
Der Knotenrhythmus

Hier handelt es sich um ein ganz besonderes Kapitel. Wenn üblicherweise bei den Leitern jeweils nur ein Männchen beschäftigt ist, so finden wir hier am oberen Ende der zweiten Röhre zwei Männchen, die ausgezeichnet zusammenarbeiten. Wir wollen sie die Knotenmännchen nennen. Eines von den beiden schaufelt dabei den Sand in den Kübel und das andere steigt damit auf die Leiter. Während das eine Männchen mit dem Kübel auf der Leiter unterwegs ist, kommt das andere Männchen, das unten beim Sandhaufen wartet, offenbar auf dumme Gedanken. Es nimmt dann regelmäßig eine Schaufel Sand und schleudert ihn hinauf zum Sinusmännchen, das dort oben eingeschlafen ist. Vielleicht, um es zu wekken; wir wissen es nicht genau. Tatsache ist aber, daß unsere Elektrode E, die unten steht und lauscht, auch hört, wie der Sand nach oben, also von ihr weg, geworfen wird. Das zeichnet sie

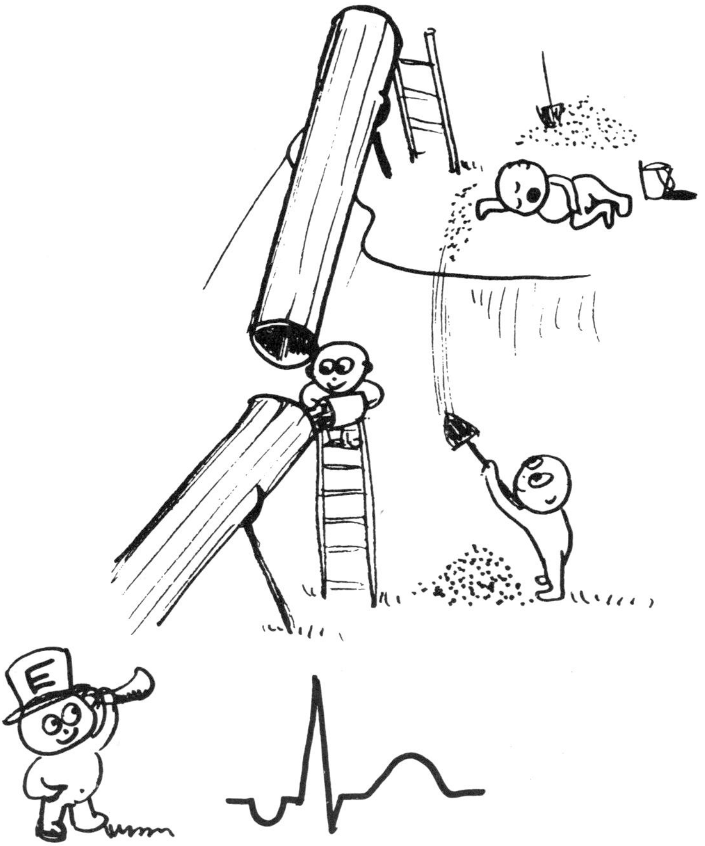

als negativen Ausschlag (als negative P-Zacke) auf. Wenn dann das zweite Männchen oben auf der Leiter angekommen ist und seinen Sand nach unten rauschen läßt, folgt ein hoher positiver Ausschlag (der QRS-Komplex). Dazu gleich eine Originalkurve (rechts) eines AV-Knotenrhythmus. Die negativen P-Zacken sind vor allem in Ableitung II und III anzutreffen. In diesem Fall ist es ein Knotenrhythmus mit vorangehender Erregung der Vorhöfe (oberer Knotenrhythmus).
Das zweite Knotenmännchen ist aber etwas unberechenbar und wirft seinen Sand manchmal auch nach oben, wenn das andere Männchen bereits seinen Kübel ausgeleert hat. Wir finden dann die negativen P-Zacken nach dem QRS-Komplex. Unten: Knotenrhythmus mit vorangehender Erregung der Kammern (unterer Knotenrhythmus).

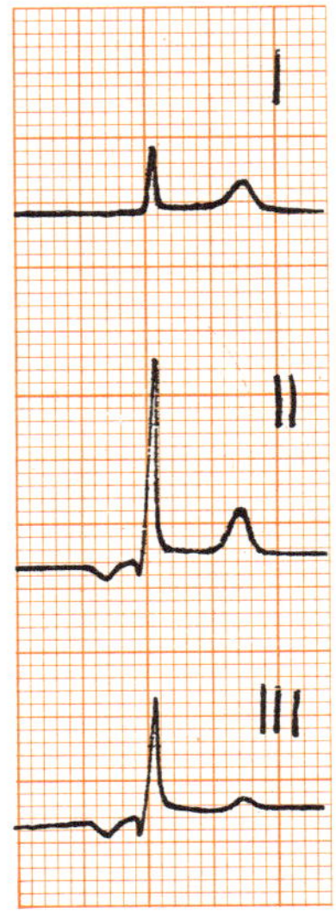

Oberer Knotenrhythmus

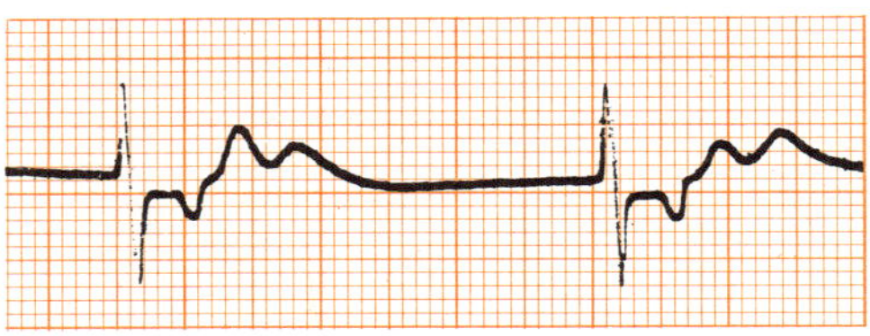

Unterer Knotenrhythmus (die negativen P-Zacken finden sich hier in der ST-Strecke)

Manchmal wirft es den Sand auch genau in dem Augenblick nach oben, in dem das andere Männchen seinen Kübel in die Röhre entleert. Da kann dann die Elektrode diese eine Schaufel in dem übrigen Getöse nicht ausnehmen und zeichnet nur rhythmisch einfallende Kammerkomplexe auf, in denen die negativen P-Zacken verborgen sein müssen. Das wäre ein Knotenrhythmus mit gleichzeitiger Erregung von Vorhöfen und Kammern (mittlerer Knotenrhythmus).

Soviel über die prinzipielle Arbeitsweise der Knotenmännchen. Sie erlangen die Führung in der Regel im Rahmen einer passiven Allorhythmie, d. h. also wenn das Sinusmännchen eingeschlafen oder erkrankt ist.

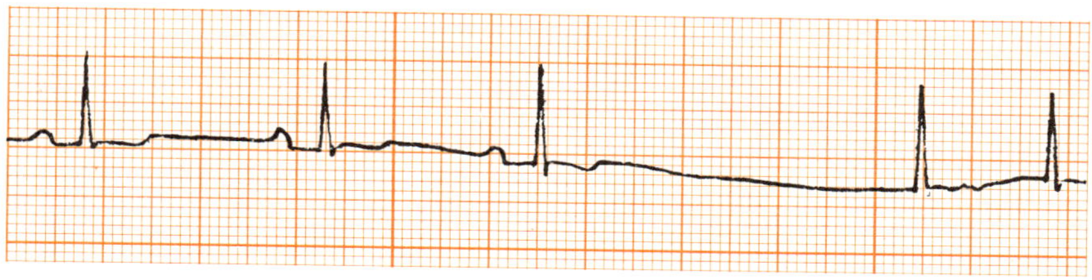

Seltener ist eine aktive Allorhythmie, also eine Steigerung des Arbeitstempos der Knotenmännchen selbst. Sie fördern dann nicht nur 50 Kübel in der Minute, sondern oft weit mehr. Vereinzelt kann man beobachten, wie die Knotenmännchen dazu ansetzen, die Führung zu übernehmen, was ihnen aber wieder nur für kurze Zeit gelingt, weil sie rasch ermüden und bald wieder unter das Arbeitstempo des Sinusmännchens zurückfallen (Bild).

Hier sehen wir, daß nach dem 3. Schlag durch längere Zeit keine P-Zacke einfällt (Sinusstillstand?). Nach 1,6 sek. fällt dagegen ein normal geformter QRS-Komplex als sog. Ersatz-Systole vom AV-Knoten ein (vorletzter Schlag). In seiner T-Zacke findet sich ein P (Sinusknoten wieder erwacht?), das etwas verzögert (PQ = 0,36 sek.) auf die Kammern übergeleitet wird

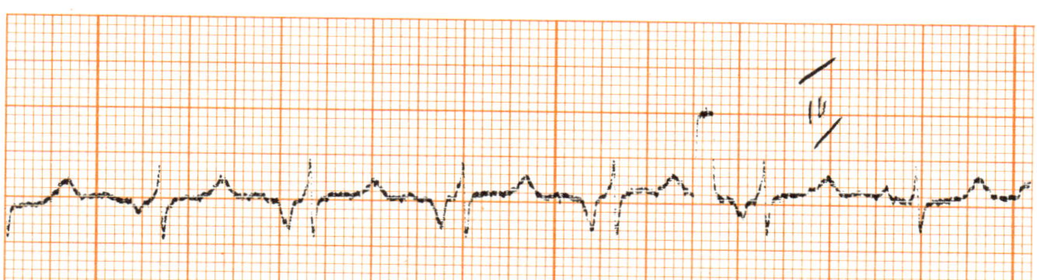

Wechsel zwischen Sinusrhythmus und oberem Knotenrhythmus. Wir sehen, daß während der Phase der negativen P-Zacken – in der der AV-Knoten führend ist – auch die PQ-Distanz kürzer ist (0,12 sek.) als während des Sinusrhythmus (0,16 sek.)

20. Kapitel:
Arbeitsfieber in den Vorhöfen (oder: Saboteure im Arbeitsfieber!?)

Das nächste Bild zeigt, daß im Rahmen irgendeiner unerwarteten Leistungssteigerung vor der ersten Röhre plötzlich nicht nur ein kleines Häufchen, sondern ein riesiger Berg Sand aufgeschüttet wurde. Ja, unter diesem Berg wurde sogar unser Sinusmännchen begraben. Und — so paradox das auch klingen mag — sofort stürzt ein kleiner Saboteur herbei und scheffelt nun Kübel um Kübel in die Röhre, oft bis zu 160mal in der Minute. Auch das Schaufelrad dreht sich etwas schneller und so folgen die Kammern mit der gleichen Frequenz nach: supraventrikuläre Tachykardie.

Wird der kleine Spitzbub noch aktiver und scheffelt gar bis zu 300 Kübel pro Minute oder mehr, dann zieht das auch andere Veränderungen nach sich. Die Vorhofswellen laufen nicht mehr als wohlgeformte P-Zacken ab, sondern folgen einander so rasch, daß das Bild als sägezahnartig beschrieben wurde. Diese Wellen nennen wir Flatterwellen bei Vorhofflattern. Die zweite Konsequenz ist, daß das

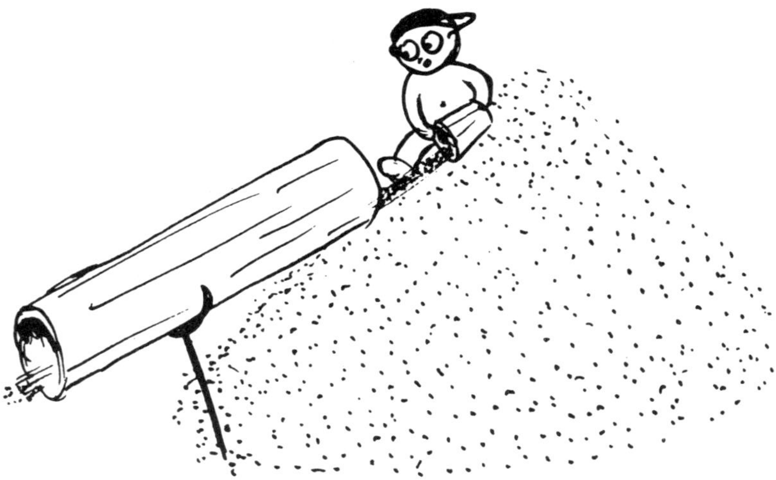

Schaufelrad meist mit dieser Frequenz nicht mithalten kann, sondern oft erst nach 2, 3 oder mehr Flatterwellen eine Ladung an die Kammern weitergibt. Das Verhältnis von Flatterwellen zu Kammerkomplexen kann dabei entweder immer gleich sein (konstante AV-Blokkierung) oder sich immer wieder ändern (wechselnde Blockierung). Die Diagnose wird aus den Flatterwellen gestellt, die am besten in Abl. II und III erkennbar sind.

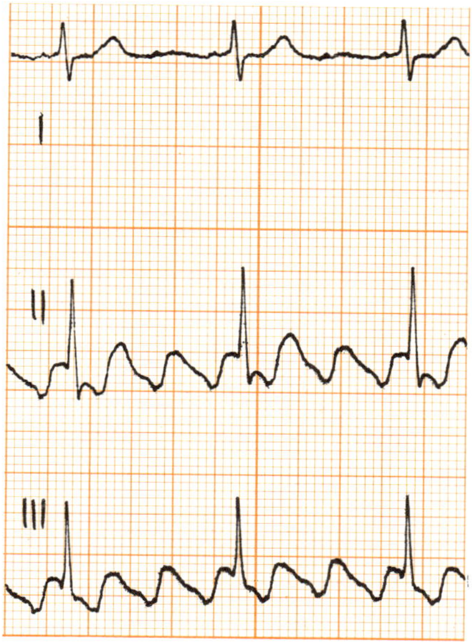

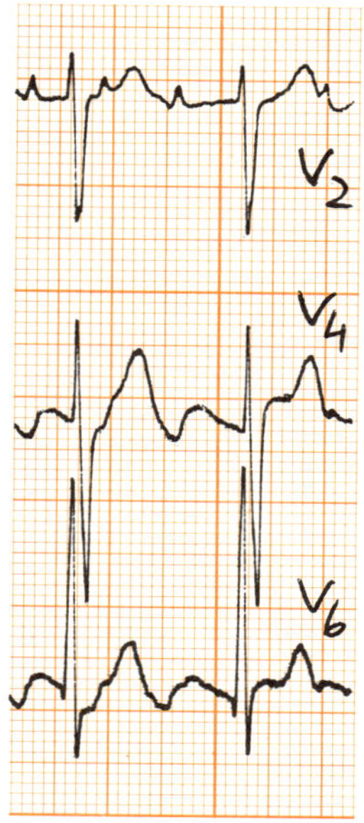

Die typische „Sägezahn-Form" der Vorhofwellen finden wir in Abl. II und III, während z. B. in V2 die Flatterwellen als kleine spitze Zacken zur Darstellung kommen

Wird der kleine Mann noch hektischer und sein Arbeitstempo noch rascher (gar bis 800 Kübel pro Minute), dann hat er natürlich auch nicht Zeit, jeden Kübel gleich voll anzufüllen und die einzelnen Kübel gleich schnell wieder auszuleeren. Die Folge wird sein, daß die Vorhofswellen ungleich hoch und arrhythmisch werden: F l i m m e r w e l l e n b e i V o r h o f f l i m m e r n.

Es wird aus diesen Gründen auch ungleich lange dauern, bis jeweils eine Schaufel unseres Schaufelrades voll ist und sich gegen die Kammern entleeren kann. Daher werden die Abstände zwischen den einzelnen Kammerkomplexen ungleich. Die Diagnose stellen wir aus:

1. absolute Arrhythmie der QRS-Komplexe,
2. Fehlen von P-Zacken,
3. statt dessen finden wir Flimmerwellen.

Die beiden ersten Punkte genügen aber praktisch zur Diagnose.

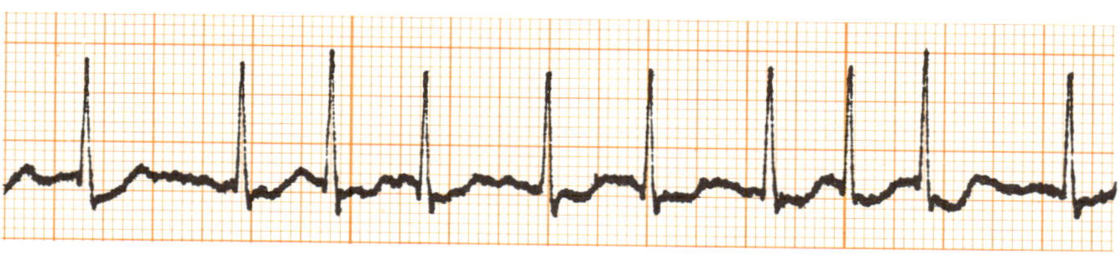

Vorhofflimmern

21. Kapitel:
Boshafte Zerstörung des Schaufelrades.

Das ist der Augenblick, auf den unser Männchen ganz unten in der Kammer bei der hohen Leiter immer gewartet hat: das Schaufelrad ist durch einen weiteren Streich der Spitzbuben zerstört worden. Der Sand, der oben vom Sinusmännchen eingefüllt wird, verrinnt ohne Effekt. Nichts davon erreicht die Kammern. Und nun kommt unser Kammermännchen zum Zug. Brav erklimmt es mit seinem Kübel die Leiter, die so hoch ist, daß es nur etwa 30 bis 40 Kübel pro Minute schafft: Kammerautomatie bei totalem AV-Block.

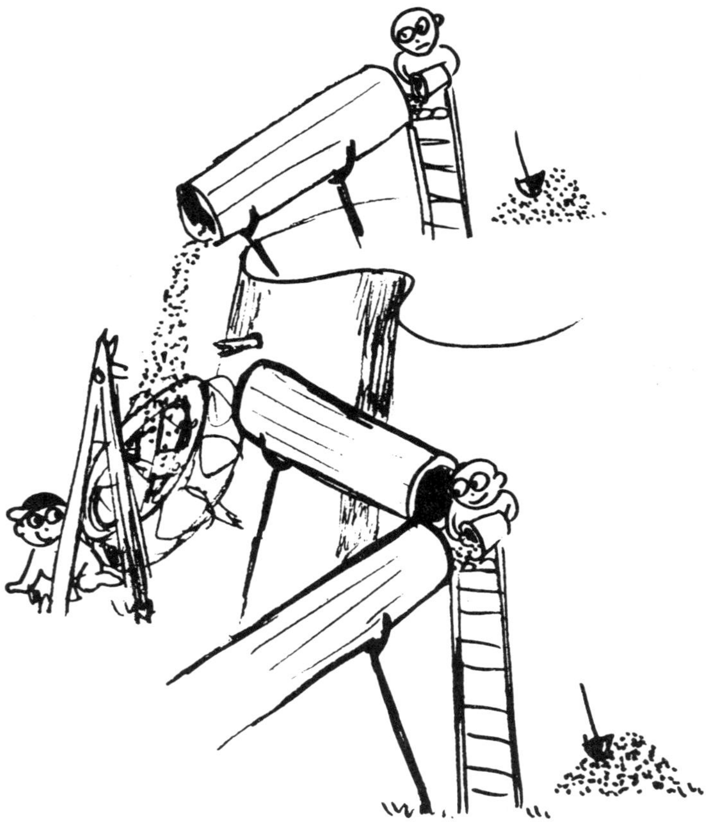

Totaler AV-Block. Wir sehen, daß die Vorhöfe mit einer Frequenz von 80/min, die Kammern aber völlig unabhängig davon mit einer Frequenz von 37/min schlagen

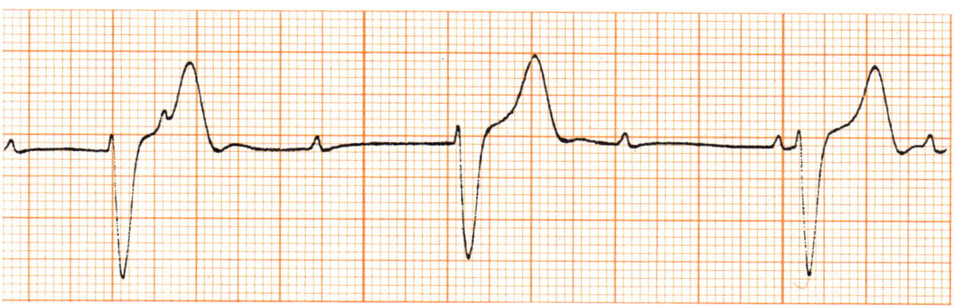

Ja manchmal ist es sogar so, daß dieses Männchen von dem Sabotageakt gar nichts merkt, da es am Fuße seiner riesigen Leiter sitzt und bloß von seinem großen Tag träumt. Da dauert es oft eine ganze Weile, bis es in die Wirklichkeit zurückfindet, um zu sehen, daß seine Stunde bereits gekommen ist. In dieser Weile allerdings gibts dann nirgends Sand, Totenstille herrscht in den Kammern: Adams-Stokes-Anfall bei totalem AV-Block.

22. Kapitel:
In den Kammern ist der Teufel los!

Wie wir wissen, sind die Männchen in den Kammern durch die enorme Höhe ihrer Leitern in ihrer Leistungsfähigkeit meist stark beschränkt. Unter normalen Bedingungen fällt es ihnen schwer, viel mehr als 30 bis 40 Kübel in der Minute zu fördern. Jetzt kann es aber geschehen, daß irgendwelche Teufel sie zu einer ungeheuren, ja oft zehnfachen Leistungssteigerung anspornen: K a m m e r t a c h y k a r d i e. Die Kammerkomplexe sind meist schenkelblockartig deformiert. Ganz ähnlich ist auch das Bild des K a m m e r f l a t t e r n s.

Kammerflattern

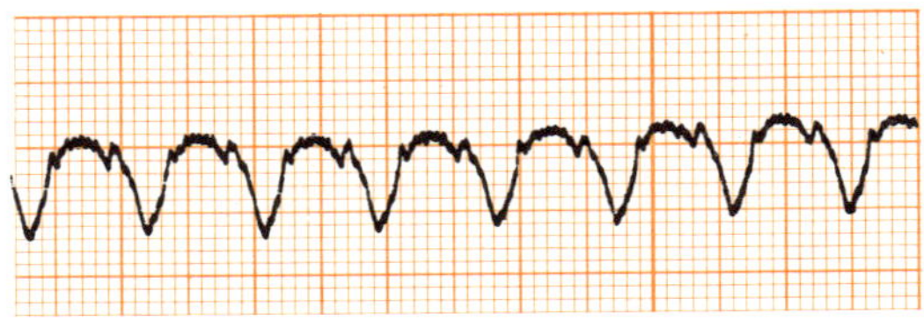

Ganz selten bricht unter den Männchen in den Kammern eine Revolte mit völliger Mißachtung jeglicher Ordnung aus. Jedes Männchen gießt in irgendwelche Rohre halb oder ganz gefüllte Kübel zu ganz verschiedener Zeit: ein wildes, ungeordnetes Rauschen hebt an in den Kammern: K a m m e r f l i m m e r n. Die Pumpaktion sistiert dabei und es kommt zum Kreislaufstillstand, der unbehandelt (elektrische Defibrillation!) den Tod bedeutet.

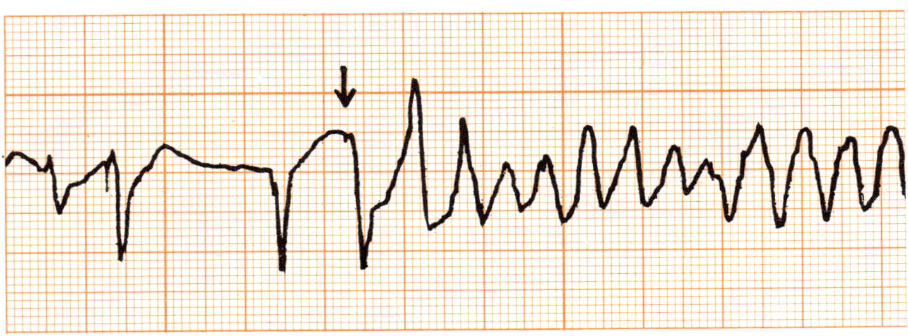

Kammerflimmern, hier ausgelöst durch eine frühzeitig einfallende Extrasystole (Pfeil)

23. Kapitel:
Extrasystolen
(Heimtückische Opportunisten)

Dieses Kapitel berichtet über den letzten Streich unserer Saboteure, die sich ja inzwischen als so zahlreich erwiesen haben, daß man sich über jede normale Herzaktion bereits wundern muß. Bei diesem letzten Streich haben wir es mit einer ganz bestimmten Gruppe von Spitzbuben zu tun, die allenthalben im Röhrengewirr postiert ist. Sie halten Kübel in der Hand und sammeln damit jeweils an den Verbindungsstellen der Holzröhren den Sand auf, der danebenfällt (links). Wenn dann völlige Ruhe herrscht und gerade kein Sand von oben nachrieselt, leeren sie rasch ihren Kübel in die nächste Öffnung (unten). Das macht nun ein Geräusch, wo es niemand erwartet hätte: im EKG einen Schlag, der viel zu früh kommt (premature beat) und gleichsam überzählig ist (Extrasystole, ES).

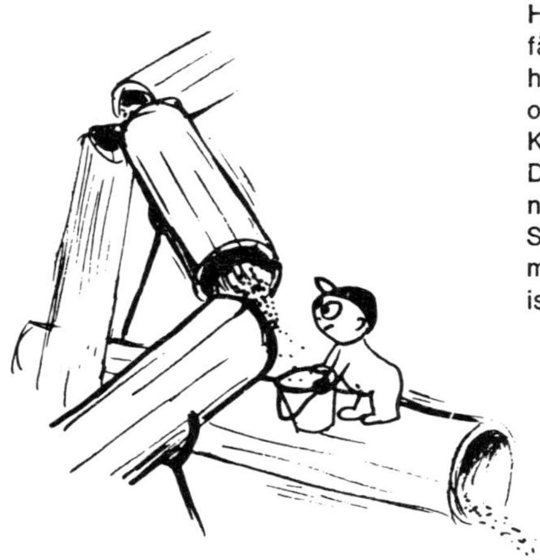

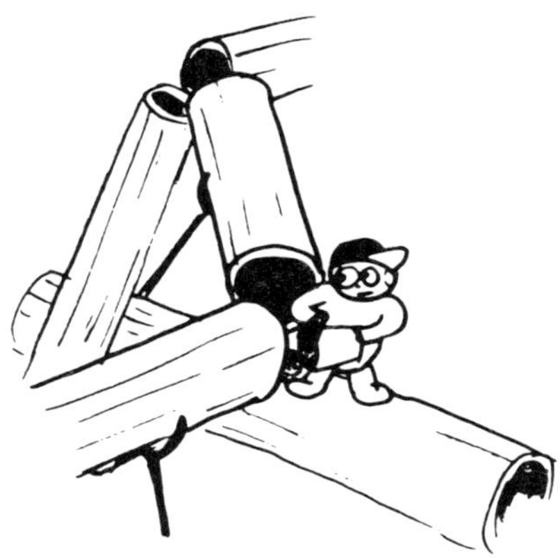

Stehen diese Wichte oberhalb des Schaufelrades, dann werden wir bei ihren Schlägen auch vorangehende P-Zacken finden: **supraventrikuläre Extrasystolen.**

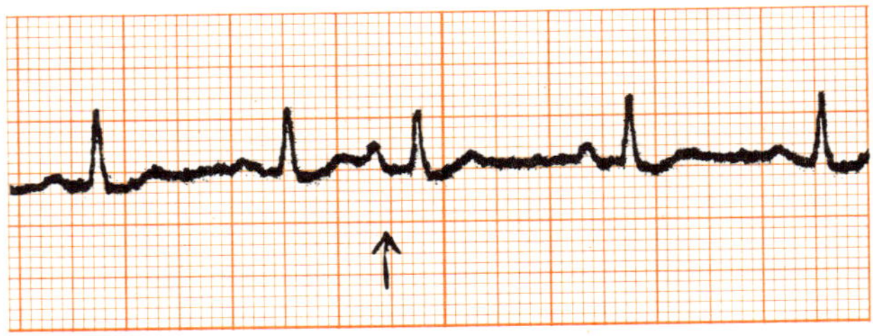

Supraventrikuläre Extrasystole (Pfeil!)

Manchmal fallen die supraventr. ES so früh ein, daß manche Leitungen in den Kammern noch nicht frei sind und die Erregung auf Umwegen die Kammern stimuliert.

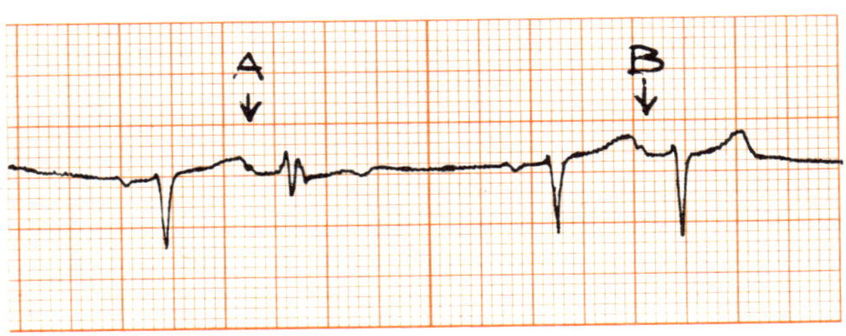

Supraventrikuläre Extrasystolen, normal geleitet (B) und mit allodromer ventrikulärer Leitung (A)

Supraventrikuläre Extrasystolen, deren P-Zacken hier als Px bezeichnet sind. In beiden Fällen dauert die AV-Überleitung länger (0,30 sek.) als bei den Normalschlägen (0,20 sek.). Bei der zweiten Extrasystole ist außerdem QRS verformt, allodrome ventrikuläre Leitung

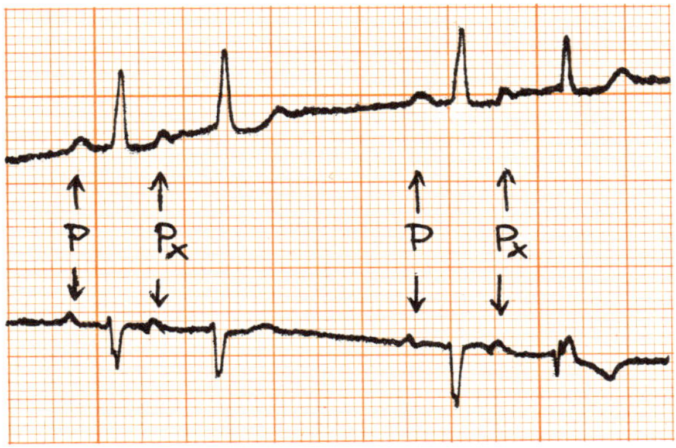

Beim unteren Streifen fällt der 4. Schlag zu früh ein und wird somit als Extrasystole erkannt. Da sein P negativ ist, muß er als Knotenextrasystole angesprochen werden

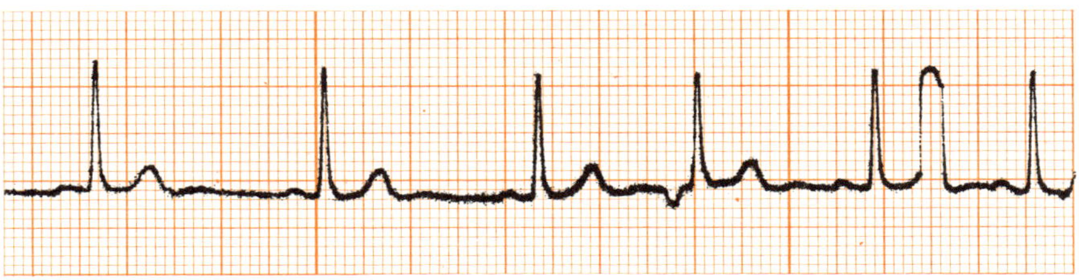

Stehen unsere Saboteure irgendwo unterhalb des Schaufelrades im Röhrengewirr, dann fehlen natürlich die P-Zacken und die Sandverteilung wird auch nicht in der üblichen Weise vor sich gehen (deformierte Kammerkomplexe): ventrikuläre Extrasystolen.

Gelingt es den Wichten, ihren Kübel gerade zwischen zwei normale Ladungen in die Röhre zu leeren, so nennen wir das interponierte ES.

Ventrikuläre Extrasystole, interponiert

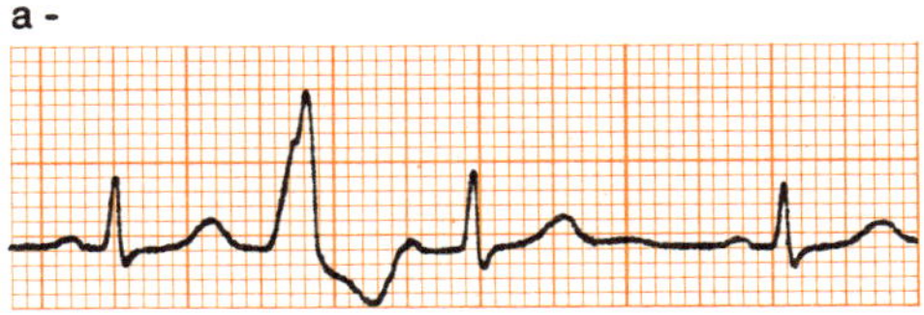

Viel häufiger ist es aber so, daß durch das unerwartete Geräusch die Männchen bei ihren Leitern so erschrecken, daß sie in ihrer Arbeit innehalten und erst nach einer kurzen Pause wieder weitermachen. Das sind dann die E x - t r a s y s t o l e n mit k o m p e n s a t o - r i s c h e r P a u s e.

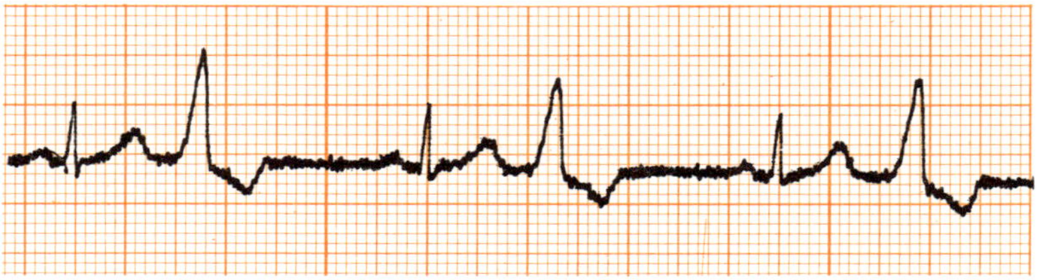

Ventrikuläre Bigeminie: jedem Normalschlag folgt eine ventrikuläre Extrasystole

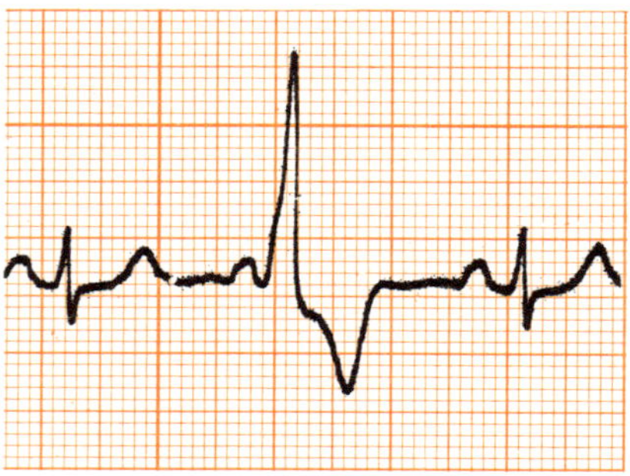

Diese ES sieht aus wie eine supraventrikuläre ES mit abnormer ventrikulärer Leitung, da sie doch eine P-Zacke vor sich hat. Aber die „PQ-Distanz" ist so kurz, daß eine Überleitung unmöglich wäre. Es handelt sich demnach um eine ventrikuläre ES, die sehr spät — also nach dem P der nächsten normalen Erregung — einfällt

Abschließend wollen wir uns nun folgende Regeln merken:

1. Extrasystolen kommen f r ü h e r als der nächste Schlag fällig wäre.
2. Supraventr. ES erkennt man daran, daß die ihnen vorangehende P-Zacke früher einfällt als das nächste normale P zu erwarten wäre.
3. Die Kammerkomplexe sind bei supraventrikulären ES meist normal geformt, sie können jedoch auch deformiert sein, wenn in den Kammern noch nicht alle Leitungen frei waren und die Erregung über Umwege ablaufen muß: supraventrikuläre ES mit allodromer ventrikulärer Leitung.
4. Ventrikulären Extrasystolen geht entweder kein P voraus oder — falls sich vor ihnen eine P-Zacke findet — die PQ-Distanz ist kürzer als bei den Normalschlägen. Es kann daher keine Überleitung der Vorhoferregung auf die Kammern angenommen werden.
5. Die Form der ventrikulären Extrasystolen ist meist schenkelblockartig verändert; sie kann aber auch annähernd normal sein, wenn sie in der Gegend des His'schen Bündels entspringen: bündelstammnahe ventrikuläre Extrasystole.

24. Kapitel:
Rhythmus-Bonbons für Feinschmecker

Hier soll nun versucht werden, einige seltene Störungen des rhythmischen Gleichklanges in unserem Herzen zu besprechen.
Diese „Störungen" sind jedoch nur so geringfügige Abweichungen vom normalen Ablauf, daß sie praktisch keine klinische Bedeutung besitzen und eigentlich nur für EKG-Feinschmecker von Interesse sind.
Zunächst sei nochmals daran erinnert, daß an vielen Stellen im Herzen Männchen damit beschäftigt sind, Sand über verschieden lange Leitern hinaufzutragen und in das Röhrensystem zu schütten. Wir sehen hier das Sinusmännchen, das den Sand in die oberste Röhre gießt und so die P-Zacke produziert; darunter ein Knotenmännchen, das den Sand in das Röhrensystem der Kammern gießen möchte und so den Kammerkomplex erzeugen würde.

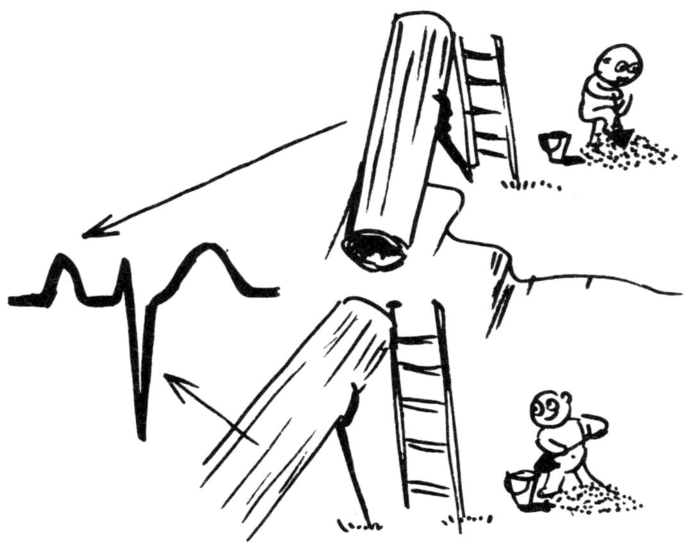

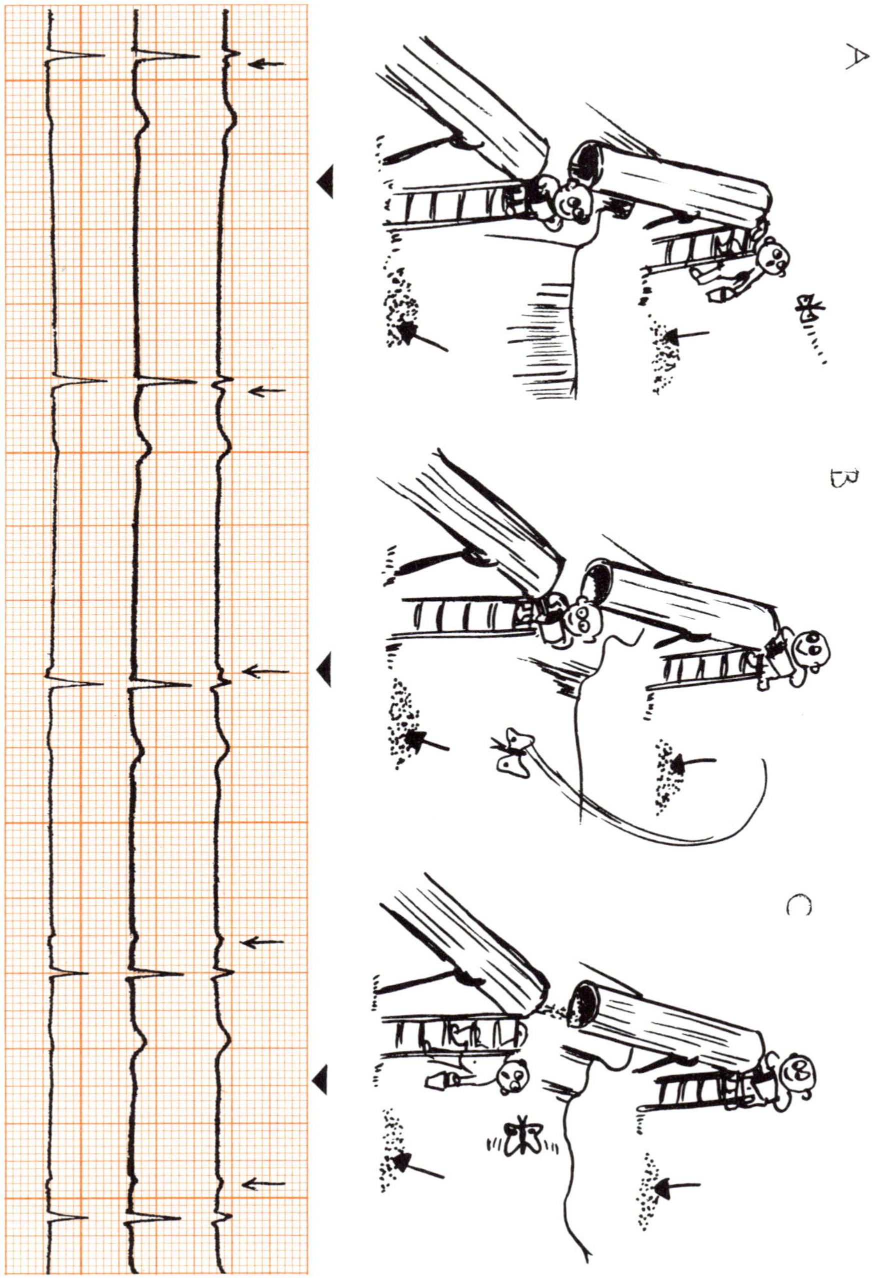
A
B
C

Auf der vorigen Seite sahen wir ein Beispiel einer e i n f a c h e n A V - D i s s o z i a t i o n und wie es dazu kam. Voraussetzung ist, daß Sinusmännchen und Knotenmännchen etwa gleich rasch mit ihren Kübeln ihre Leitern erklimmen (während ja unter normalen Umständen immer das Sinusmännchen als erstes die Spitze seiner Leiter erreicht hat!). Sind beide aber annähernd gleich schnell, dann genügen schon Kleinigkeiten (Bild A: das Sinusmännchen schaut einem vorbeifliegenden Schmetterling nach), daß einer rascher oben ist. Hier ist es also dem Knotenmännchen gelungen, als erstes die Spitze der Leiter zu erreichen, es gießt seinen Sand in die Röhren und erzeugt damit den QRS-Komplex. Erst etwas später kann das Sinusmännchen seinen Kübel in die Röhre leeren, um die P-Zacke (Pfeil!) auszulösen.

Bei Bild B haben beide die Leitern gleich schnell erklommen, beide leeren die Kübel etwa zur gleichen Zeit aus, so daß QRS und P fast gleichzeitig registriert werden (3. Schlag).

Bei Bild C wird nun wieder das Knotenmännchen durch den Schmetterling irritiert, es trödelt auf der Leiter, und das gibt dem Sinusmännchen die Chance, wieder als erstes seinen Kübel Sand in die Röhren zu schütten und so das ganze Herz zu erregen (P-QRS).

Diese Art der einfachen AV-Dissoziation kann also entweder längere Zeit als solche bestehen bleiben oder zum Sinusrhythmus oder Knotenrhythmus überleiten.

Wenn eine Überführung in einen reinen Knotenrhythmus nicht möglich ist, dann können in seltenen Fällen die P-Zacken (im unten abgebildeten Kurvenstück durch Pfeile gekennzeichnet) durch die QRS-Komplexe bis zum T hin durchwandern und dann eine direkte Überleitung des Impulses auf die Kammern verursachen (4. Schlag): I n t e r f e r e n z d i s s o z i a t i o n.

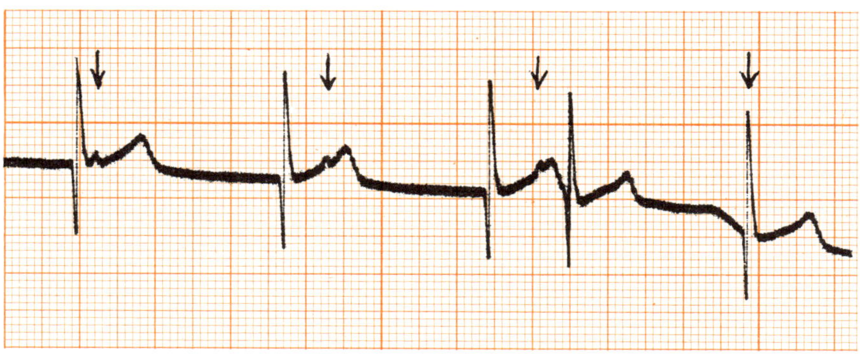

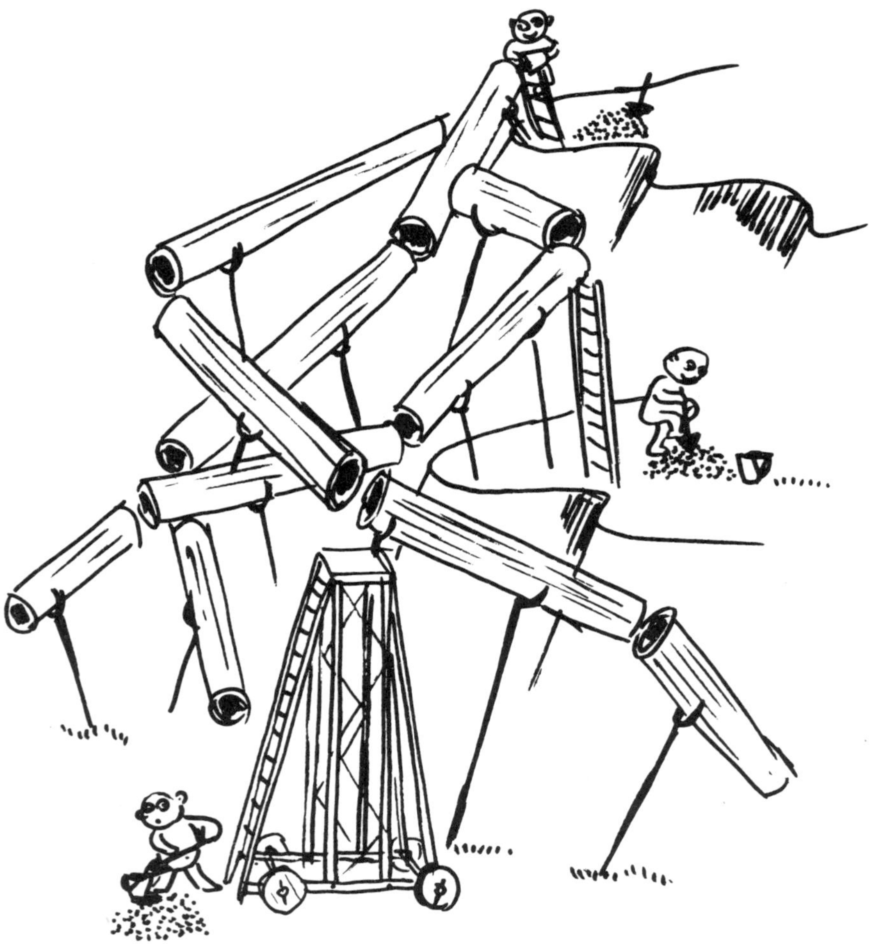

Normalerweise (siehe S. 85) besitzen die vielen Männchen im Röhrensystem so wackelige Leitern, daß sie einfach von den Leitern purzeln, wenn der Sand vom Sinusmännchen durch die Röhren rauscht und sie erschüttert.

Hier können wir aber einen Schlaumeier beobachten.

Dieses eine Männchen ganz unten im Röhrensystem der Kammern hat sich eine Vorrichtung konstruiert, mit der seine Leiter vollkommen stabil geworden ist. Die Schwingungen des Röhrensystems können ihm nun nichts mehr anhaben, es kann ungestört weiter seinen Sand nach oben schaffen und ihn – oben angekommen – ebenfalls ins Röhrensystem schütten. Dieses Männchen arbeitet also „unerschütterlich" in dem für ihn typischen Tempo und kann so selbständig und unabhängig vom Sinusmännchen auch das Herz erregen.

Wir nennen das eine ventrikuläre Parasystolie.

Das Kurvenbild auf der nächsten Seite zeigt ein Beispiel einer solchen Parasystolie. Die Pfeile bezeichnen die P-Zacken. Wir sehen – vor allem in V4 – beim 3. und 4. Schlag, daß die P-Zacken sehr kurz vor den QRS-Komplexen einfallen und daß, noch bevor die Überleitung auf die Kammern erfolgt sein kann (das normale PQ z. B. des ersten Schlages beträgt 0,16 sek!), breite deformierte Kammerkomplexe auftreten. Sie haben annähernd die Frequenz der P-Zacken (ca. 63/min), fallen daher nicht zu früh ein und sind somit nicht als Extrasystolen anzusprechen.

Der 2. Schlag (siehe vor allem V4!) hat im QRS Charakteristika des Normalschlages (1. Schlag) und der Parasystolie-Komplexe (3. bis 6. Schlag). Hier wurde die Kammer teilweise von oben – vom Sinusknoten her – und teilweise vom Parasystoliezentrum erregt. Solche Schläge nennt man Kombinationssystolen (K).

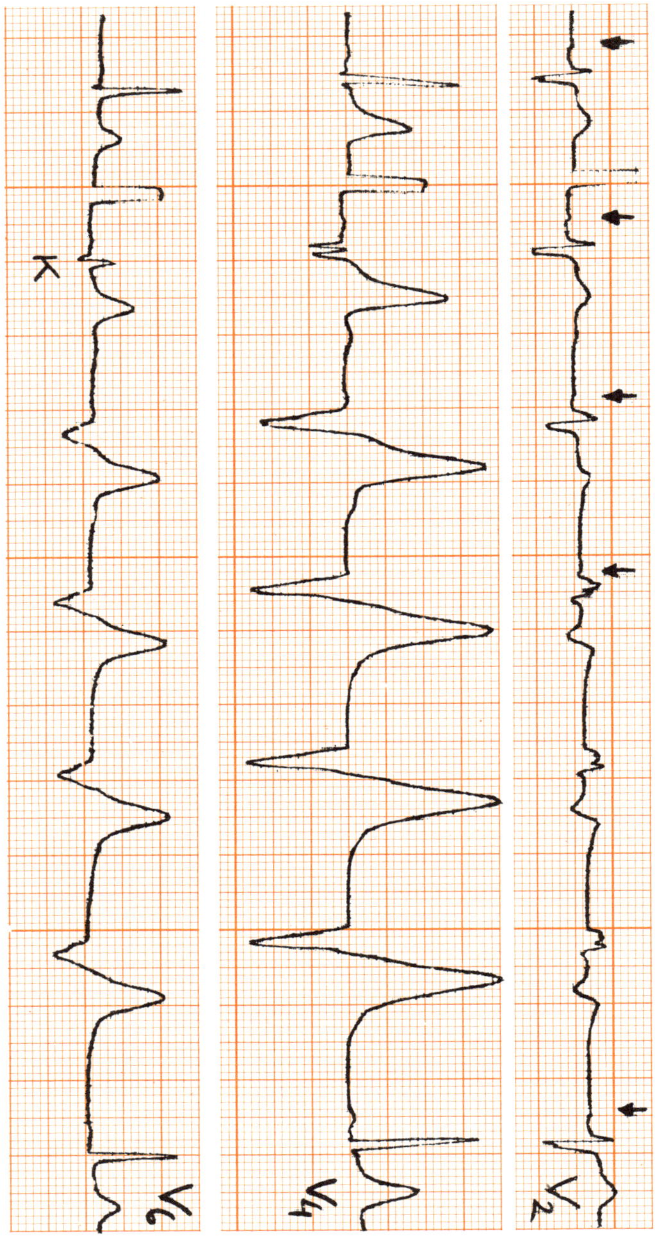
K
V6
V4
V2

25. Kapitel:

Die Technik im Vormarsch

Es kann vorkommen, daß die Saboteure in unserem Röhrensystem etwa alle Leitungen zerbrochen, alle Röhren verstopft haben oder daß der Sandnachschub völlig versiegt. Dann kann selbst durch Zusammenarbeit aller guten Geister eine adäquate Sandverteilung nicht aufrechterhalten werden.

Für solche Fälle werden von der Organisation „Roboter“ eingesetzt, von denen wir einen hier unten beobachten können, wie er mit Riesenschritten anmarschiert. (Diese Roboter werden daher auch „künstliche Schrittmacher“ genannt.)

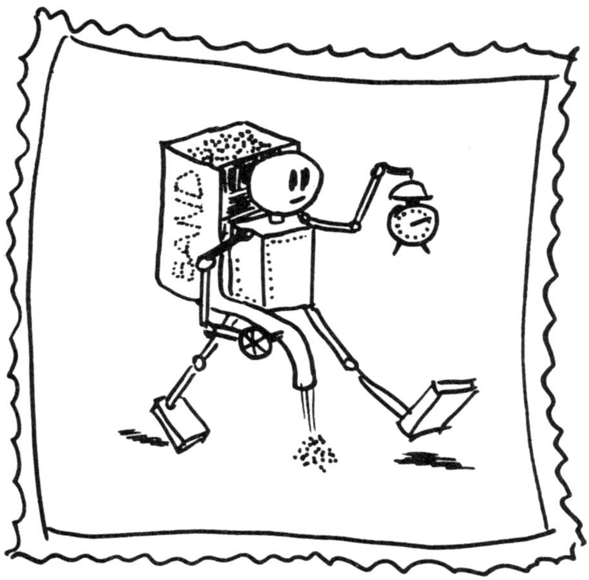

Von den verschiedenen Konstruktionstypen dieser Roboter zeigt dieses erste Bild den Schrittmacher mit fixer Frequenz; alles was er tut ist, in bestimmten Intervallen aus seinem mitgeführten Sandreservoir eine Ladung in das Röhrensystem einzufüllen.

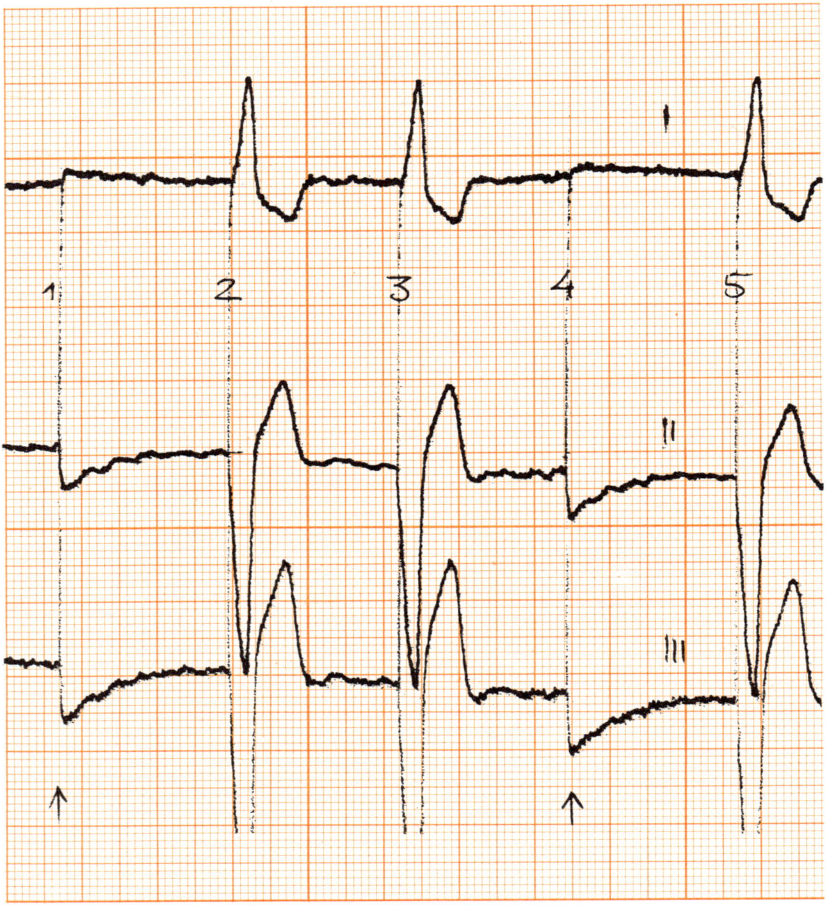

Hier arbeitet der Schrittmacher stur und sendet regelmäßig seine Impulse aus. Die Schrittmacherimpulse sind zarte vertikale Linien, von denen im obigen Bild 5 Stück dargestellt sind. Den Impulsen 2, 3 und 5 folgen unmittelbar auch breite QRS-Komplexe als Ausdruck dafür, daß der Schrittmacherimpuls das Herz auch tatsächlich erregt hat. Manche Impulse (Nr. 1 und 4, Pfeile!) sind aber nicht von QRS-Komplexen gefolgt: es liegt also hier eine Störung der Reizübertragung vor.

Der fixfrequente Schrittmacher führt seine Tätigkeit auch dann stur weiter, wenn der ursprüngliche Notstand etwa wieder behoben wurde und die Sandverteilung im Herzen wieder spontan eingesetzt hat.

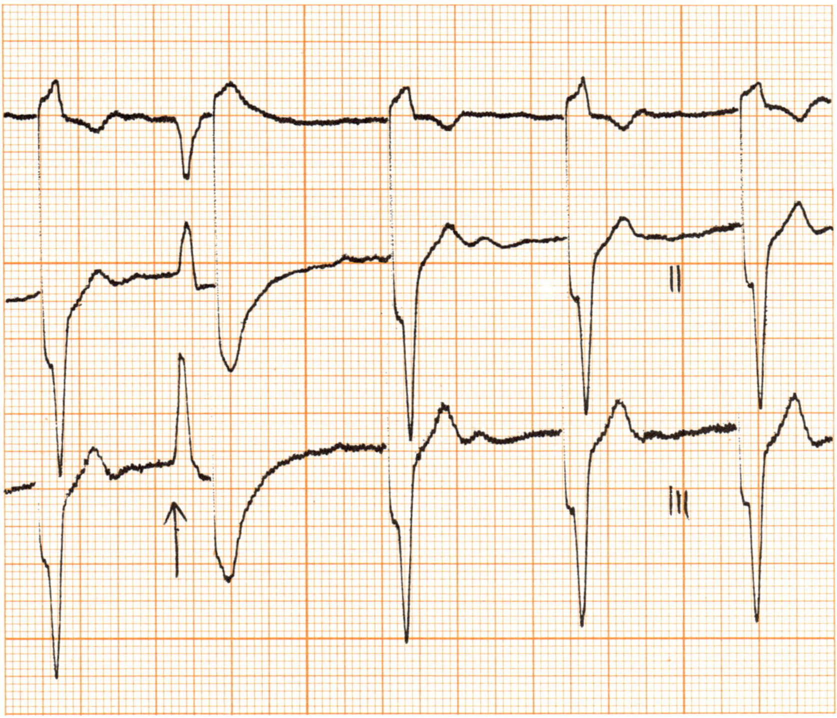

Schrittmacher mit fixer Frequenz. Parasystolie durch spontan auftretenden QRS-Komplex (Pfeil!)

Das nächste Bild zeigt eine Weiterentwicklung des Roboters. Wir erkennen ihn an den ausgeprägten Schalltrichtern und anderen Antennen, mit denen er jede Schwingung im Röhrensystem registrieren kann.
Hat er nun eine Eigenaktion des Herzens aufgedeckt, dann unterbricht er seine sture Sandverteilung und gibt Sand aus seinem Reservoir erst dann wieder frei, wenn er anhand seiner Uhr eine Pause in den Aktionen des Herzens von einer bestimmten Dauer (z. B. 1 Sekunde) feststellen kann. Das heißt, diese Roboter arbeiten nur „auf Abruf".

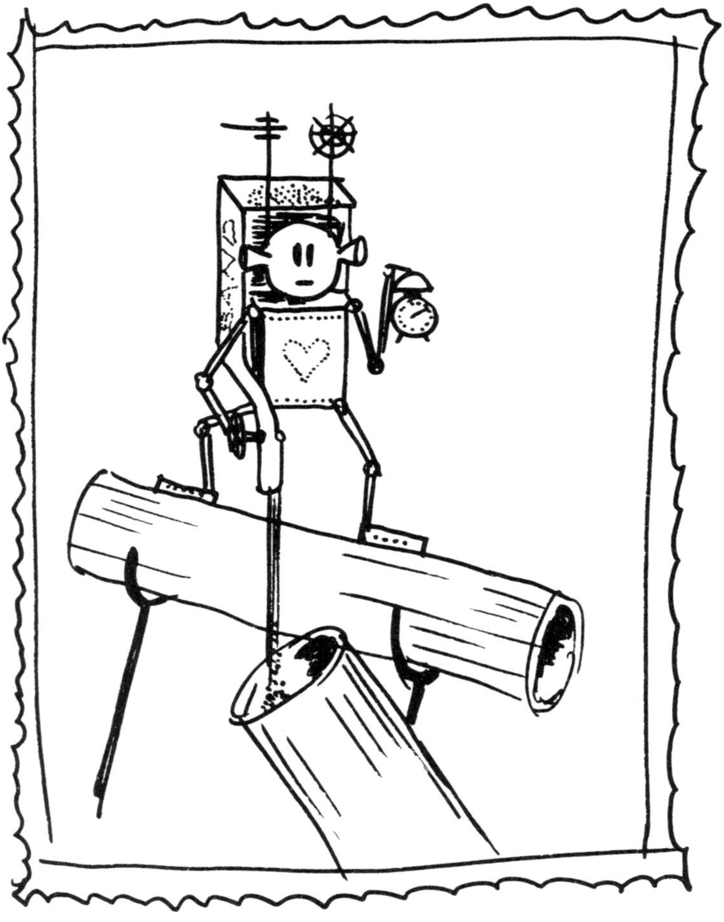

Von dieser Version gibt es wieder zwei Typen:

Die eine Type läßt jedesmal, wenn eine herzeigene Aktion registriert wird, sofort auch eine Portion Sand los (wir finden im EKG dann im normalen QRS-Komplex einen Pacemaker-Stimulus, der allerdings in die absolute Refraktärperiode fällt und daher als solcher nicht wirksam wird = positiv gesteuerter Schrittmacher).

Die zweite Type unterdrückt die Sandabgabe komplett, wenn herzeigene Aktionen auftreten (man erkennt diese Patienten im Intervall im EKG nicht als Schrittmacherträger) = negativ gesteuerter Schrittmacher.

Auf der nächsten Seite finden wir die dazugehörigen Beispiele:

Bild A:
Hier finden wir Schrittmacherimpulse in unregelmäßiger Folge (also kein fixfrequenter Schrittmacher), und wir sehen in jedem QRS-Komplex einen Schrittmacher-Impuls. Es handelt sich um einen *positiv gesteuerten Schrittmacher*. Dabei sind die ersten 3 Schläge vom Schrittmacher ausgelöst (der Schrittmacherimpuls liegt eindeutig vor dem QRS-Komplex), die letzten 2 Schläge sind Sinusschläge (der Schrittmacherimpuls liegt eindeutig nach Beginn des QRS-Komplexes). Dazwischen Extrasystolen (1: nach einem Sinusschlag, 2: nach einem Schrittmacherschlag)

Bild B:
Hier finden sich Schrittmacherimpulse nur dann, wenn der Schrittmacher auch tatsächlich das Herz stimuliert (4. bis 8. Schlag), während die normalen Sinusschläge (1. bis 3. Schlag) keine Schrittmacherimpulse aufweisen. Es handelt sich um einen QRS-inhibierten oder *negativ gesteuerten Schrittmacher*

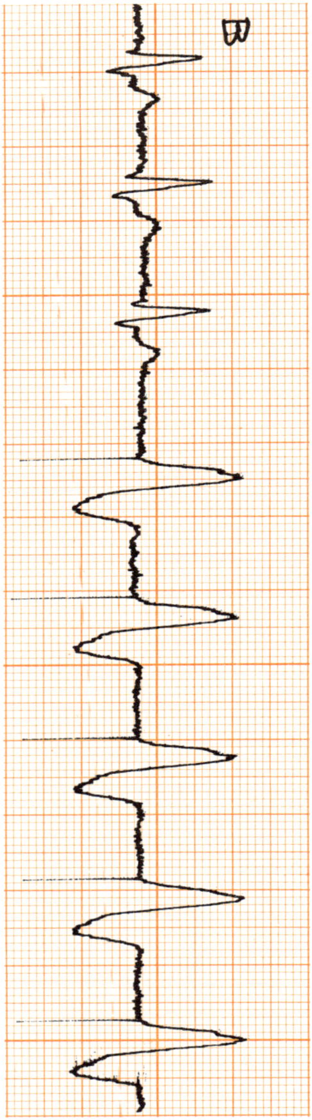
B

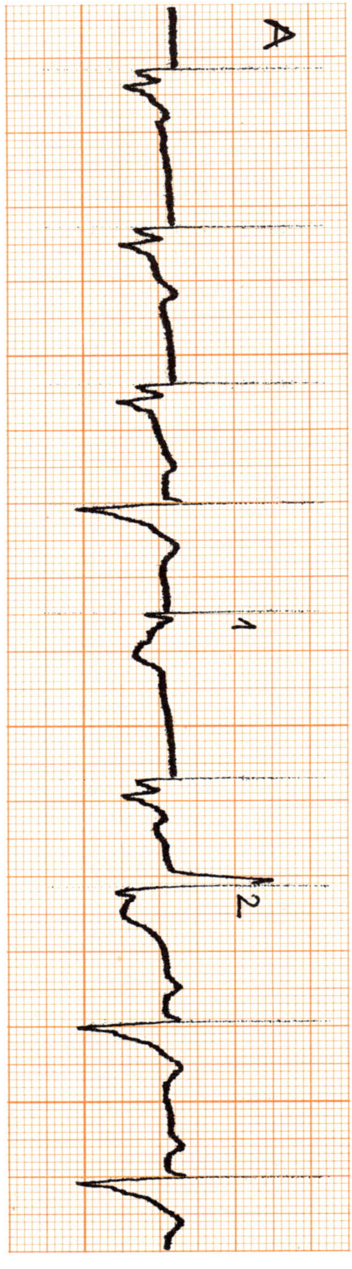
A
1
2